DE LA GÉNÉRALISATION

DES

ANÉVRYSMES MILIAIRES

CO-EXISTENCE DE CES LÉSIONS DANS LE CERVEAU
AVEC DES ALTÉRATIONS VASCULAIRES ANALOGUES
DANS DIFFÉRENTES PARTIES DU CORPS

PAR

Henry LIOUVILLE

Ancien Interne des hôpitaux de Paris
Lauréat de l'Institut et de la Faculté de médecine
Médaille du choléra (Épidémie de la ville d'Amiens, 1866)
Membre de la Société anatomique et de la Société de Biologie
Correspondant de la Société des sciences médicales de Lisbonne
De la Société de médecine de Reims et de celle de Nancy

OUVRAGE ACCOMPAGNÉ DE PLANCHES
En chromo-lithographie

PARIS

LIBRAIRIE GERMER BAILLIÈRE

17, RUE DE L'ÉCOLE-DE-MÉDECINE

1871

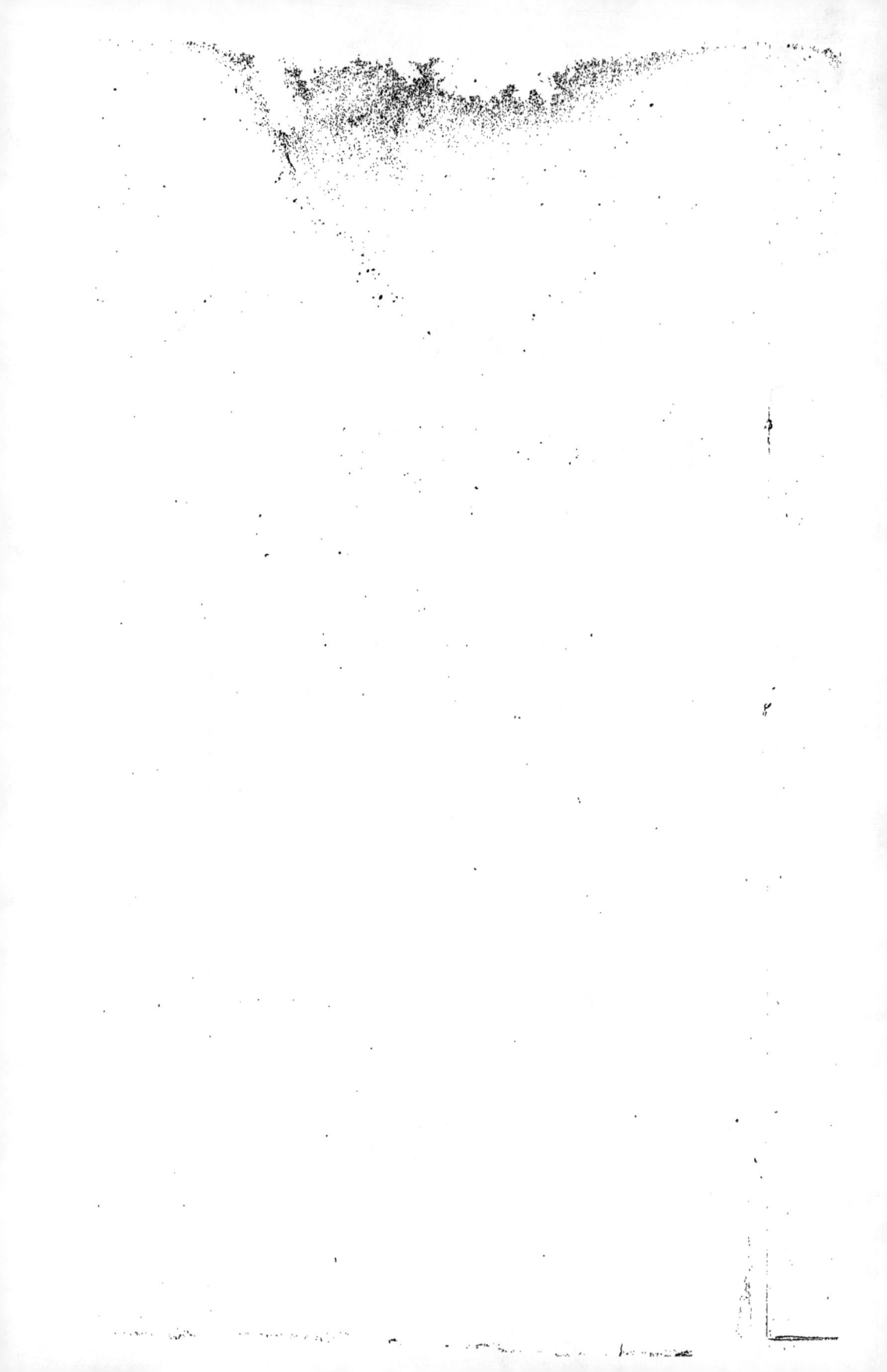

DE LA GÉNÉRALISATION

DES

ANÉVRYSMES MILIAIRES

TRAVAUX DU MÊME AUTEUR.

Considérations diagnostiques et thérapeutiques sur les maladies aiguës des organes respiratoires, établies d'après les observations recueillies en 1865, à la clinique médicale de M. le professeur Grisolle.

(Sujet proposé par la Faculté de Paris, pour le prix Corvisart.) Des tableaux représentant, par des tracés graphiques, les notations du pouls, de la température et de la respiration sont joints à ce travail, 1865.

Études sur le curare, — comprenant des recherches et expériences sur les animaux; la dosologie, les voies d'introduction, les propriétés physiologiques et thérapeutiques de cette substance chez l'homme, suivies de considérations pratiques et médico-légales, en collaboration avec le Dr Auguste Voisin.

(Mémoire couronné par l'Institut. Concours des prix de médecine, 1866.)

De l'albuminurie argentine. — Note sur certaines actions du nitrate d'argent employé comme médicament à l'intérieur.

(Société de biologie, 1868.)

Diathèse anévrysmatique, ou faits de coïncidence d'anévrysmes miliaires du cerveau avec des anévrysmes de calibre plus considérable existant sur des artères de systèmes différents.

(Société de biologie, 1868.)

D'un rétrécissement cardiaque sous-aortique (anneau formé en dehors des orifices normaux), faits observés à la Salpétrière avec M. le professeur Vulpian.

(Société de biologie, 1868.)

Observations détaillées de deux cas de sclérose en îlots multiples et disséminés du cerveau et de la moelle épinière, recueillies à la Salpétrière, avec M. Vulpian.

(Société de biologie, 1868.)

Nouvelle observation détaillée de sclérose en îlots multiples et disséminés du cerveau, de la moelle, et des nerfs rachidiens.

(Société de biologie, 1869.)

Contribution a l'étude de l'adénopathie médiastine (ganglions péri-trachéaux et péri-bronchiques), principalement observée chez le vieillard.

(Archives de physiologie normale et pathologique, 1869.)

Note sur la coexistence d'altérations anévrysmales dans la rétine avec des anévrysmes des petites artères dans l'encéphale (lue à l'Institut).

(Académie des sciences, mars 1870.)

De la steatose glandulaire généralisée dans la variole.

(Société anatomique, 1869 et 1870.)

Faits de méningite cérébro-spinale tuberculeuse (observés aux différents âges).

(Société anatomique, 1869 et 1870.)

(Société de biologie, planches en chromo-lithographie, 1869 et 1870.)

Contribution a l'étude anatomo-pathologique de la méningite cérébro-spinale tuberculeuse.

(Archives de physiologie normale et pathologique, 1870.)

---

229. — Paris. — Imprimerie Cusset et Cᵉ, 26, rue Racine.

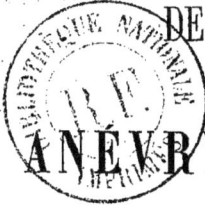

DE LA GÉNÉRALISATION

DES

ANÉVRYSMES MILIAIRES

CO-EXISTENCE DE CES LÉSIONS DANS LE CERVEAU
AVEC DES ALTÉRATIONS VASCULAIRES ANALOGUES
DANS DIFFÉRENTES PARTIES DU CORPS

PAR

HENRY LIOUVILLE

Ancien Interne des hôpitaux de Paris
Lauréat de l'Institut et de la Faculté de médecine
Médaille du choléra (Épidémie de la ville d'Amiens, 1866)
Membre de la Société anatomique et de la Société de Biologie
Correspondant de la Société des sciences médicales de Lisbonne
De la Société de médecine de Reims et de celle de Nancy

OUVRAGE ACCOMPAGNÉ DE PLANCHES
En chromo-lithographie

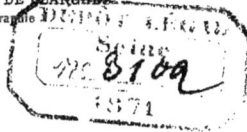

PARIS

LIBRAIRIE GERMER BAILLIÈRE

17, RUE DE L'ÉCOLE-DE-MÉDECINE

1871

THÈSE DE DOCTORAT

SOUTENUE DEVANT LA FACULTÉ DE MÉDECINE DE PARIS

LE 17 FÉVRIER 1870

AVANT-PROPOS.

C'est à l'hospice de la Salpêtrière, où déjà
M. Cruveilhier, avait, en 1856, décrit et figuré,
sous le nom d'*apoplexie capillaire à foyers miliaires*, certaine altération des vaisseaux cérébraux
rencontrée par lui chez des infirmes démentes,
que MM. Bouchard et Charcot établirent en
1866, pour la première fois, la relation qui leur
semblait exister entre les épanchements sanguins
du cerveau et la présence de lésions anévrysmatiques spéciales des artérioles encéphaliques. Dans
les *anévrysmes miliaires*, ainsi qu'ils les appel-
lent, ces auteurs virent dès lors l'explication plus

1

scientifique de l'un des points restés jusque-là douteux dans la *pathogénie* des *hémorrhagies cérébrales*.

Presque aussitôt des faits analogues rencontrés
également en plus grand nombre à cet hospice, et
surtout par les internes de MM. Charcot et Vulpian,
furent présentés aux sociétés Anatomique et de
Biologie, et vinrent confirmer l'exactitude des premières descriptions et l'importance de la découverte.

Bientôt même quelques travaux la consolidèrent
et la fécondèrent pour ainsi dire : par exemple,
ceux qui attribuent aux anévrysmes des méninges
un rôle hémorrhagipare identique. Ce fait, du reste,
entrevu déjà comme possible, avait été parfaitement indiqué en 1851 par M. Virchow, alors professeur à cette même Université de Wurtzbourg,
où M. Kölliker et M. Pestalozzi, son élève, avaient
signalé dès 1849 des lésions vasculaires pouvant se
comparer, mais non se confondre avec les *anévrysmes miliaires;* lésions que l'on trouve également très-souvent dans le foyer des hémorrhagies
cérébrales : je veux parler de l'*ectasie dissécante* ou
anévrysmes des gaînes.

Toutefois, les recherches restaient dirigées presque exclusivement sur les altérations artérielles
du cerveau ; et avant 1868, aucun fait, à notre connaissance au moins, n'était encore venu *démontrer*
la *lésion étendue* à d'autres parties du système
circulatoire et faire ainsi supposer l'existence

d'une même *cause morbide générale*, dominant en de certaines conditions, l'économie tout entière.

La *généralisation* des effets du même processus morbide, qui préside à la formation des *anévrysmes miliaires* cérébraux, devait assurément paraître plus naturelle, et considération très-secondaire en pathologie humaine, satisfaire plus complétement l'esprit philosophique. Cependant elle indiquait de nouvelles sources d'hémorrhagie et montrait ainsi des causes possibles de maladies, venant se surajouter, en les points les plus divers, aux affections déjà si graves du cerveau.

Mais, comme il se pouvait que cette cause générale révélât sa présence dans des régions ou des organes accessibles à nos moyens d'investigation (par exemple, les artères superficielles que l'on palpe avec la main, ou la rétine dont les lésions sont justifiables de l'ophthalmoscope), elle pouvait également ainsi aider au diagnostic et appeler davantage, peut-être même encore à temps, tous les soins du médecin vers la recherche de *moyens thérapeutiques généraux* à opposer en pareil cas.

Ce fut encore à la Salpêtrière, aux autopsies des malades qui succombaient à l'infirmerie, qu'en 1868 je pus constater manifestement ces faits et en fournir la preuve publique. Travaillant comme interne sous la direction de M. Vulpian, j'étais assuré de son contrôle si autorisé et de ses bienveillants conseils, et je manquerais au plus impé-

rieux comme au plus doux devoir de reconnais-
sance, si je n'indiquais la large part qui lui revient dans ces recherches. Mes remerciements
doivent aussi s'adresser aux auteurs distingués
qui, dans leurs cours ou leurs ouvrages, ont bien
voulu, après avoir constaté les *faits de généralisation* que j'avançais, leur donner l'appui de leur au-
torité scientifique, et en ces matières, où la foi
n'est plus de mise, mon témoignage ne peut que
gagner à avoir été contrôlé et accepté déjà par
MM. Béhier, Bouchard et Charcot.

Le plan de ce travail me paraît ainsi tracé :

Exposer comment une question nouvelle devait naturellement se poser après les recherches sur le rôle des anévrysmes
miliaires du cerveau dans la pathogénie des hémorrhagies
cérébrales; question qui embrassât d'une façon plus générale,
à la fois et les manifestations spéciales multiples des petites
artères lésées, et les causes diverses capables de les influencer ainsi pathologiquement.

Rappeler la possibilité d'altérations anévrysmales nombreuses soit sur le système artériel encéphalique (cerveau
ou méninges), soit sur le système artériel général.

Signaler la *coexistence de ces altérations spéciales*, particu-
lièrement avec les *anévrysmes miliaires du cerveau* et relater
les observations qui, pour la première fois, établissent ce fait.

En développer l'importance au point de vue de la pathologie générale, de l'étiologie, du diagnostic.

Montrer que dans quelques cachexies et états diathésiques,
des anévrysmes miliaires cérébraux ont été observés ; et que,
en dehors de la condition de vieillesse, ces maladies générales prédisposent profondément tout le système circulatoire
à se modifier dans un sens identique (*forme anévrysmale*), préparatoire d'hémorrhagies possibles.

Un appendice contiendra le complément de certaines observations, qui dans le cours du travail n'ont pu être que citées ou résumées trop brièvement; il en renfermera également
d'autres, qui par un ou plusieurs points ont directement rapport à la question.

Enfin un chapitre sera consacré à quelques nouvelles recherches histologiques sur la structure des anévrysmes miliaires et l'altération des vaisseaux qui leur donnent naissance.

La question des anévrysmes miliaires cérébraux a pris dans ces derniers temps et surtout grâce à l'impulsion des travaux remarquables de MM. Bouchard et Charcot, une telle importance dans quelques discussions scientifiques ; et les altérations qu'elles révèlent ont semblé, en effet, participer d'une façon si nette à la formation de certains états morbides de l'encéphale, différemment interprétés autrefois, qu'il devient utile d'enregistrer les notions qui les concernent, au fur et à mesure de leur constatation bien évidente (1). Or, parmi les plus désirables de ces

---

(1) *Voir* dans les bulletins des Sociétés de Biologie et anatomique, pour l'année 1868, les présentations de MM. Bassereau, Bouchard, Bourneville, Charcot, Durand, Fremy, Hayem, Lépine, Liouville et Vulpian.

Bouchard et Charcot, Diverses communications, Soc. de Biologie, 1866 et 1867.

Hayem, Soc. de Biologie, 1866.

Bouchard, *Hémorrhagie cérébrale*, thèse doctorat, Paris, 1867.

Bouchard et Charcot, *Archives de physiologie*, 1868.

Behier, Leçon clinique à l'hôpital La Pitié, *Gazette des Hôpitaux*, 20 février 1868.

notions, on pouvait placer presque en première ligne, celle que devait fournir un examen de plus en plus approfondi des modifications que la maladie ou que l'âge apportent dans le *système vasculaire envisagé d'une façon générale* (1); et, l'on devait penser que dans de certaines conditions surtout, des faits se rencontre-

---

(1) J'ai placé la *maladie* avant l'*âge*, parmi les causes possibles des altérations vasculaires, bien qu'un grand nombre de nos observations aient été recueillies à l'un des hospices de la vieillesse, et sur des femmes qui avaient presque toutes, plus de 60 ans. Car, je pense qu'il y a peu d'aphorismes médicaux aussi vrais que celui qui résume, dit-on, l'opinion d'un médecin distingué, M. Cazalis, qui lui-même a longtemps dirigé le service des vieillards de la Salpêtrière.

Cet aphorisme est le suivant : « *On a l'âge de ses artères.* »

En effet la dégénérescence calcaire, crétacée du système artériel n'est pas uniquement spéciale à la vieillesse.

Wilson et Young disent avoir trouvé des *ossifications* dans les artères de jeunes enfants.

M. Andral en a vu dans l'aorte d'un enfant de 8 ans ; d'après lui aussi, cinq ou six malades en présentaient, qui avaient 24 ans ; enfin, il en signale dans l'artère mésentérique d'un sujet âgé d'environ 30 ans.

Dans la thèse inaugurale de mon ami R. Blache (*Maladies du cœur chez les enfants.* Paris 1869), on peut lire le fait suivant, qui lui a été communiqué par le docteur Taupin :

« G..., 14 ans, apprenti dans une fabrique d'allumettes, « n'accusant aucun rhumatisme antérieur, mourut en no- « vembre 1836 (hôpital des Enfants), d'une affection orga- « nique du cœur, dont la marche avait été très-rapide.

« A l'autopsie, on constata une hypertrophie et dilatation « du cœur droit ; une double insuffisance et rétrécissement,

raient qui permettraient de reconnaître dans l'économie une même manifestation morbide générale,
sous l'influence dominante de laquelle le système
vasculaire serait ainsi assujetti tout entier, soit que
cette même cause générale ait fait sentir partout à

« surtout mitral. Enfin, une *dégénérescence calcaire considé-*
« *rable* de l'endocarde et des *parois artérielles*, dans toute
« l'étendue de l'aorte jusqu'aux iliaques. »

Quoiqu'il ne soit pas indiqué dans les deux observations
suivantes que tout le système artériel fût malade, nous
croyons utile de constater que les anévrysmes cérébraux ont
pu amener des hémorrhagies mortelles, à un âge (25 et 24
ans), où l'on n'est certes point accoutumé à les rencontrer et où, d'habitude, on se sent plus en droit d'invoquer,
en diagnostic, le ramollissement par embolie.

La première observation est due à mon ami M. G. HAYEM,
et figure aux *Bulletins de la Société de biologie*, pour 1866.

« Il s'agit d'une jeune fille de 21 ans, qui mourut à la
« Riboisière dans le service de M. le docteur Oulmont.

« On rencontra un anévrysme qui pouvait mesurer le vo-
« lume d'un gros pois, siégeant sur une des branches de la
« sylvienne gauche et ayant déterminé à la fois une hémor-
« rhagie cérébrale méningée et ventriculaire, bien qu'il fût,
« pour ainsi dire, incrusté dans la substance cérébrale. »

La 2e observation est extraite du journal *The Lancet* (volume 2, n° 17. 1868). J'en dois la traduction à l'obligeante
amitié de mon collègue Ed. Alling :

« Le docteur Peacock présente à la Société pathologique
« de Londres un cas d'anévrysme de l'artère cérébrale re-
« cueilli chez une femme de 24 ans. Elle avait été frappée
« de paralysie avec perte de la parole, mais s'en releva ; dans
« une seconde attaque elle ne recouvra pas ses sens et mou-
« rut. A l'autopsie, on trouva une extravasation sanguine sur

la fois ses derniers effets, soit qu'elle ne les ait traduits encore qu'en des points limités.

La différence de texture, des dispositions anatomiques propres à certains organes, et peut-être aussi des modifications cachectiques, pourraient alors expliquer en partie la différence dans les effets pathologiques produits et constatés.

Pourtant, les premières observations de MM. Bouchard et Charcot, ne semblaient pas avoir relaté une pareille manifestation ; et les conclusions de leur premier mémoire, « ne les autorisaient point, disaient-ils, « à admettre cette généralisation dans l'état morbide « spécial des vaisseaux qu'ils étudiaient » (1).

« tout le côté gauche du cerveau s'étendant jusqu'au sommet. Au niveau de la bifurcation de la carotide interne se « trouvait un petit sac du volume d'une noisette. Il n'y avait « pas de connexion apparente entre ce sac et le sang extra- « vasé. Il y avait un ramollissement du corps strié et de la « couche optique. »

Enfin, différents faits consignés dans le cours de ce travail montreront des altérations vasculaires analogues rencontrées aux âges les plus variés (29, 34, 48 ans, par exemple) et attribuables à des diathèses ou à des cachexies, qui, parmi leurs effets, peuvent frapper l'économie tout entière d'une *vieillesse anticipée*.

(1) « Dans quelques cas nous avons vu des anévrysmes « beaucoup plus volumineux, disséminés sur des branches « importantes des artères des méninges, compliquer les ané- « vrysmes miliaires.

« Une fois nous avons constaté, dans les mêmes circon- « stances, une dilatation fusiforme et cirsoïde de la basilaire « avec une semblable altération de la sylvienne gauche à son « origine.

Toutefois, alors que nous avions l'honneur d'être l'interne de M. Vulpian, en 1868, à l'infirmerie de la Salpêtrière, nous fûmes à même de constater souvent sur des cerveaux atteints d'hémorrhagies ou de ramollissements (que les désordres fussent anciens ou récents), des *anévrysmes miliaires* existant en *assez grand nombre* et à la fois soit sur les vaisseaux des méninges ou entre les circonvolutions (A. extra-cérébraux), soit sur les vaisseaux mêmes de l'encéphale, et dans l'intérieur de la pulpe nerveuse (A. intra-cérébraux, superficiels ou profonds). Mais, de plus, il nous sembla que dans d'autres régions aussi, le système vasculaire, le plus souvent si modifié par la dégénérescence, présentait en plusieurs endroits à la fois, une tendance à la dilatation par places, à l'usure ou à la rupture de quelques parties des parois, en un mot, une disposition manifeste à la formation d'*anévrysmes*.

Dans ces cas, il s'agissait donc bien probablement d'une même cause générale : elle portait son action sur l'ensemble du système circulatoire; sans avoir peut-être provoqué, en dernier lieu, les lésions que l'on constatait, cette *cause générale* les avait au moins

---

« La coexistence de ces diverses lésions nous a fait penser « que la périartérite scléreuse que nous avons décrite n'est « pas exclusivement dévolue aux vaisseaux intra-cérébraux, « nous la considérons comme une altération générale du « système artériel encéphalique; *mais rien ne nous autorise* « *encore à y voir une affection plus générale;* jamais chez nos « malades nous n'avons rencontré d'altérations vasculaires « analogues dans d'autres parties du corps. » (Charcot et Bouchard, *Archives de physiologie*, t. II, 1868, p. 121.)

préparées, et au milieu des désordres les plus différents, et qui, au premier examen, semblaient devoir
être si distincts, à cause de leur éloignement régio-
nal, on pouvait encore et la retrouver et l'accuser.

Nous cherchâmes alors plus avant dans cette direction, car c'étaient surtout les faits authentiques qui
manquaient seuls ; l'idée avait nécessairement dû ve-
nir à ceux qui réfléchissaient sur les causes nouvelles
attribuées à un certain nombre de lésions encéphaliques ; et aujourd'hui, nous pouvons du reste lire
dans les leçons sur l'hémorrhagie cérébrale, faites à la
Salpêtrière par M. Charcot et qui se publient actuellement avec la collaboration de M. Bouchard, les lignes
suivantes :

« Il n'est pas invraisemblable qu'on pourra décou-
« vrir dans les profondeurs des viscères autres que le
« cerveau, des dilatations ampullaires développées sur
« les plus fines artérioles, et en tout semblables aux
« anévrismes miliaires. Jusqu'ici *aucun fait* ne peut
« être invoqué à *l'appui* de ces vues.

« Elles sont dignes, cependant, croyons-nous, d'être
« soumises au contrôle d'observations suivies (1). »

_____

(1) Pendant l'impression de ces feuilles, ajoutent MM. Bouchard et Charcot, M. Liouville vient de communiquer à la
Société de Biologie, trois faits recueillis dans le service de
M. Vulpian à la Salpêtrière, dans lesquels la coïncidence
d'anévrysmes miliaires du cerveau avec des anévrysmes de
petit volume, siégeant sur les artérioles de différents viscères,
a été observée.

(Charcot, *Leçons sur les maladies des vieillards* (rédigées avec
Bouchard), 2ᵉ série (en publication, 1869).

Les faits qu'il nous a été donné de rencontrer auront peut-être, nous l'espérons du moins, répondu complétement à cet appel.

La voie était du reste également préparée par ces notions déjà acquises : *qu'il peut exister des anévrysmes sur la même artère cérébrale*, comme *Lebert*, dans ses recherches sur les dilatations des artères de calibre, l'avait indiqué pour la cérébrale moyenne et pour la basilaire ; que des *anévrysmes multiples* se rencontrent sur *plusieurs artères du cerveau* (carotide interne) : soit le tronc, soit les divisions cérébrales, soit l'artère ophthalmique (Lebert); communicante antérieure et communicante postérieure (*Lebert, Charcot* et *Bourneville*) (1), ou bien l'artère basilaire et les vertébrales (*Hardy*); ou la basilaire et l'artère sylvienne (*Bouchard*) (2), ou plusieurs artérioles de la pie-mère (*Lépine*).

---

(1) Dans la thèse de M. Durand, page 38, ou trouve une observation de M. Bourneville, recueillie dans le service de M. Charcot, en 1868, et qui se résume ainsi pour ce point spécial :

« Hémato-encéphalie, anévrysmes des artères vertébrales, « cérébelleuse inférieure et antérieure, sylvienne droite, « Communicantes postérieures. Rupture de l'anévrysme de « l'artère communicante postérieure gauche. Anévrysmes « miliaires.

« Ancien foyer ocreux. »

(2) « Dans ce cas, dit M. Bouchard, l'hémorrhagie résultait « de la rupture d'un anévrysme développé sur une artériole « intracérébrale.

« La déchirure linéaire du sac et le caillot qu'il renfermait

« On savait de plus que M. Virchow (1) avait depuis
« longtemps décrit les petits anévrysmes ampullaires
« qui se développent sur les artérioles des méninges,
« et qui, dit-il, causent par leur rupture, plus souvent
« qu'on ne l'indique, des hémorrhagies intra-cra-
« niennes. »

Ces anévrysmes sont habituellement multiples aussi.

Toutefois le distingué professeur de la Charité de
Berlin, n'avait pas encore eu l'occasion de voir ces
mêmes petits anévrysmes en fonction hémorrhagipare, ni de décrire complétement ceux de la pulpe
cérébrale (2).

« ne laissait aucun doute sur cette origine, et un autre ané-
« vrysme intact, voisin du premier, montrait que les altéra-
« tions vasculaires n'étaient pas limitées, mais qu'un état
« morbide du système artériel encéphalique préparait depuis
« longtemps cette apoplexie. »

(Bouchard, *Sur quelques points de la pathologie des hémorrhagies cérébrales*. Th. doct. Paris, 1867, page 68.)

(1) *Archiv. für anatom. path.*, Bd. III.

(2) Dans sa *Note sur deux cas d'hémorrhagie sous-méningée*,
(*Mémoires de la Société de biologie*, 1867), M. LÉPINE constate
la présence de nombreux anévrysmes miliaires sur les
vaisseaux des méninges, et croit pouvoir les regarder comme
la cause de l'épanchement sanguin.

Je résume ces deux observations si intéressantes :

1re OBS. — « Femme Ber..., 78 ans. Juin 1867. (Service de
M. Charcot.)

« Apoplexie foudroyante; coma profond ; flaccidité géné-
« rale; déviation des yeux et de la tête; paralysie faciale
« gauche; le lendemain, hémiplégie du même côté; con-
« tracture du membre supérieur du côté droit; puis deux

Nous-même avions déjà observé un cas, dans lequel, avec des anévrysmes miliaires dans la protubérance, (cause de petits foyers hémorrhagiques, ayant laissé une teinte ocrée) existaient d'autres anévrysmes miliaires sur les vaisseaux méningés, qui entouraient cette protubérance.

Quelque temps après, sur un cerveau de femme épileptique, que M. Boyron voulait bien m'apporter à examiner, je constatais des altérations vasculaires analogues multiples aussi ; comme elles siégeaient en

---

« jours après, apparition d'une eschare sur la fesse gauche ; « élévation terminale de la température. Mort.

« AUTOPSIE. — Hémorrhagie sous-méningée ; infiltration « diffuse dans les méninges ; petit foyer sanguin au niveau « de la scissure de Sylvius ; destruction superficielle de la « première circonvolution sphénoïdale (marginale inférieure « droite) ; *anévrysme d'une branche de l'artère sylvienne* ; un « peu d'hémorrhagie intra-arachnoïdienne. »

2ᵉ OBS.— Femme Buy..., 79 ans. Juillet 1867. Salpêtrière.

Attaque d'apoplexie foudroyante ; chute ; coma profond ; abaissement de la température centrale ; hémiplégie droite ; écoulement de sang par l'oreille droite. Les jours suivants, température normale ; persistance du coma ; aggravation de la paralysie du membre supérieur droit ; trouble de la pupille ; eschare de la fesse du côté droit ; Élévation considérable de la température centrale ; mort.

AUTOPSIE. — Hémorrhagie sous-méningée circonscrite au niveau de la scissure de Sylvius et du lobe sphénoïdal gauche ; destruction partielle des circonvolutions de ce lobe ; ANÉVRYSMES DES MÉNINGÉS ; très-petite hémorrhagie intra-arachnoïdienne à gauche ; fracture du rocher du côté droit ; épanchement sanguin très-minime entre dure-mère et os.

d'autres régions (méninges péribulaires), elles avaient produit également les désordres particulierssuivants :

Je ne donne qu'un simple résumé de l'observation :

« D... Marie. (Service de M. le docteur Delasiauve. Salpê-
« trière, décembre 1868.)

« Anciennes hémorrhagies cérébrales ; paralysie à droite ;
« attaques épileptiformes fréquentes; difficulté de la parole ;
« intelligence affaissée ; caractère triste ; pleurs faciles. Cé-
« phalalgies tenaces et répétées ; nouvelle hémorrhagie mé-
« ningée et cérébrale à droite ; convulsions épileptiformes ;
« mort. »

Autopsie.— Vaisseaux athéromateux ; *anévrysmes miliaires méningés et péribulbaires* ; hémorrhagie intraméningée et sous-méningée ; hémorrhagie cérébrale récente, retrouvée dans les ventricules latéraux et moyen ; hémorrhagie ancienne côté gauche (corps strié) ; sclérose cicatricielle autour des foyers rétractés ; encéphale pesant 1140 grammes.

De plus on savait encore que M. Cruveilhier (1) avait,

---

(1) « D'après MM. Bouchard et Charcot, ce serait M. Cru-
« veilhier qui aurait le premier, sans doute, vu et figuré
« dans son atlas, ces petits corps que l'on désigne aujour-
« d'hui sous le nom d'anévrysmes miliaires. »

Mais il pensait que c'étaient là de petits foyers apoplectiques, « des globules de sang — comme il les appelle, — en
« contact immédiat avec la substance nerveuse, et non pas
« des anévrysmes. »

Comme lui, M. *Calmeil* et postérieurement, *W. Gull* ainsi que *Meynert* et *Heschl*, les virent; ils reconnurent bien que c'étaient des anévrysmes; ils les signalèrent même dans des cas d'hémorrhagie cérébrale, et cependant aucun de ces auteurs, assurément si distingués, ne fixa la relation probable, ne signala la coexistence fréquente, et ne détermina le rôle très-important qu'il est permis de leur supposer.

dans son magnifique atlas d'anatomie pathologique, cité le cas d'une coexistence d'*anévrysme de la verté-brale* avec des *anévrysmes multiples de l'aorte* (1); que M. Lebert avait trouvé un *anévrysme de la cérébrale antérieure* et un de la *splénique;* faits du reste rap-portés par M. Gouguenheim (2), qui de plus, en cite quelques autres, utiles également à consulter.

On voit donc, que certains auteurs avaient bien depuis longtemps déjà signalé l'existence d'anévrysmes multiples, soit sur différentes artères volumineuses du cerveau, soit sur différents points de ces mêmes artères. Mais toutefois on constate aussi qu'ils n'avaient point été frappés de l'intérêt qu'il devait y avoir, à rattacher à *une cause unique pouvant exercer encore ailleurs ses effets,* ces manifestations d'apparence iden-tique, si diversement réparties (3).

---

(1) « Sur une femme de 60 ans, on comptait plusieurs « anévrysmes sur l'*aorte,* l'artère mésentérique supérieure, « et enfin un anévrysme de la grosseur d'une balle sur l'ar-« tère vertébrale droite, au sommet de la pyramide anté-« rieure. Il était rempli de caillots fibreux, laissant un « canal au courant sanguin. La partie postérieure du pont « de Varole présentait une dépression profonde ; les pyra-« mides antérieures offraient une coloration jaunâtre, mêlée « de gris avec des traces d'épanchement ancien. (Cruveilhier, *Anatom. pathologique,* livre XXXIII.)

(2) Gouguenheim, Thèse doct. Paris 1866.

(3) Bien que j'aie voulu limiter mon sujet aux notions qui concernent surtout les faits d'anévrysmes miliaires du cer-veau, je n'en dois pas moins constater que les auteurs qui ont écrit sur les *anévrysmes* en général, et qui les ont surtout

2

Pour les anévrysmes miliaires, ils n'avaient point, on le comprend, pu tenir compte des coexistences si intéressantes des dilatations vasculaires généralisées avec eux : ces anévrysmes spéciaux leur étaient inconnus, ou étaient interprétés d'une tout autre façon.

---

envisagés au point de vue chirurgical, ont tous signalé l'existence d'une *diathèse anévrysmale*.

De remarquables ouvrages publiés par M. Broca (1856), ou insérés dans les nouveaux Dictionnaires par M. Richet (1865), et par M. L. Lefort (1866), signalent tous des faits extraordinaires de volumineux anévrysmes *multiples*, soit doubles, soit triples, et même plus nombreux.

« Donald Munro (1771) trouve deux anévrysmes sur le « tronc fémoro-poplité du côté gauche et quatre tumeurs « de même nature sur les artères du membre abdominal « droit.

« M. Manec présente à la Société anatomique (1827), plus « de 30 anévrysmes recueillis sur le cadavre d'un vieil- « lard, et l'on cite ce fait qui parut si extraordinaire, de Pel- « letan, qui en compta sur le même individu jusqu'à 63. »

Enfin, à ma connaissance, au commencement de cette année (1870), M. le docteur Labbé constatait, à l'autopsie d'un des opérés de son service (hôpital Saint-Antoine) âgé de 28 ans, *deux anévrysmes* l'un sur la fémorale droite au pli de l'aine, l'autre sur la poplité droite, et un état tout à fait particulier des *artères qui cassaient* sous les fils à ligatures, quelque grandes que fussent les précautions que l'on prenait en les serrant.

J'aurai à revenir plus tard sur cette nouvelle et dernière observation dont quelques-uns des détails m'ont été procurés par M. Rosapelli. Elle m'a paru être du plus haut intérêt; et il en doit découler, suivant moi, un certain enseignement thérapeutique.

C'est alors que notre ami, M. Durand, voulut bien consigner dans sa thèse (1) (août 1868) le fait suivant que nous venions (juillet 1868) d'observer avec. M. Vulpian, et qui, pour la première fois, nous le croyons (dans des cas d'affections cérébrales pouvant être causées par des anévrysmes miliaires), établissait d'une façon positive, et avec autopsie, la manifestation d'une cause générale, présidant à la formation de ces variétés de dilatations anévrysmales, multiples et situées en des régions différentes (2).

Il s'agissait, en effet, des *artérioles cérébrales*, d'une part, et de l'autre, d'un tronc plus volumineux et bien différent : *la splénique*.

---

(1) G. Durand, *Des anévrysmes du cerveau*. Thèse doct., 1868 (août). Paris.

(2) On sait, en outre, que les *dilatations* des artères, qu'il ne faut pas confondre avec les *anévrysmes* (quoique ceux-ci puissent leur succéder), peuvent se rencontrer aussi dans plusieurs points à la fois de l'économie.

« Le cabinet de la Faculté renferme, dit P. H. Bérard, une « préparation d'un exemple remarquable de *dilatation avec* « *allongement* (varice artérielle) : toutes les artères du membre « supérieur sont dilatées; l'artère cubitale prend vers la par- « tie inférieure de l'avant-bras un volume quadruple de celui « qui lui est habituel : elle forme en même temps des flexuo- « sités très-rapprochées. Le volume de l'artère et les circon- « volutions augmentent encore au-dessous du poignet; là « ces dernières sont ramassées de manière à former une tu- « meur qui remplit la paume de la main et rappelle les pelo- « tons vasculaires résultant de l'agglomération des veines « variqueuses. »

Voici du reste le fait relevé dans nos notes : mais nous résumons, toutefois, l'observation qui est fort longue, enregistrant uniquement le point qui nous occupe aujourd'hui, c'est-à-dire la généralisation de la disposition anévrysmatique (1), dans des cas d'anévrysmes miliaires cérébraux :

Dans une autopsie que nous avons faite à la Salpêtrière, le 24 juillet 1868 (service de M. Vulpian), d'une femme âgée de 74 ans, et chez laquelle tout le système artériel était le siége de lésions scléro-athéromateuses plus ou moins prononcées, mais accusées surtout sur les artères de la base de l'encéphale, comme sur quelques branches de l'aorte abdominale, nous avons observé la coïncidence de *plusieurs anévrysmes* existant sur plusieurs artères de *régions différentes*. Ainsi sur *les cérébrales*, anévrysme de la grosseur d'un grain de mil, arrondi, noirâtre, existant dans la partie antérieure du lobe frontal gauche, entre les deux substances d'une circonvolution.

Ainsi, sur deux branches de bifurcation de l'*artère splénique*, deux anévrysmes de la grosseur d'un pois chacun, arrondis, à parois très-épaisses, dures, mais encore perméables, car un stylet passant par une branche artérielle ressortait par l'autre, ayant traversé la dilatation. Toutes les parois des vaisseaux avaient aussi subi une modification dans leur consistance (dureté) et dans le calibre du conduit qui était par le fait très-rétréci.

Dans le reste de l'observation, nous trouvons notées, en

(1) Ces faits ont été publiés dans les *Bulletins de la Société de biologie* (1868), sous le titre de : *Diathèse anévrysmatique généralisée,* par H. Liouville. On peut aussi les rouver dans la *Gazette médicale de Paris* (868).

résumé : pour le *Cerveau* : des deux côtés, mais prédominant du côté de l'anévrysme, des lésions anciennes caractérisées par des foyers à teinte ocreuse et des lacunes le plus souvent colorées existant dans le lobe frontal, dans le corps strié et jusqu'au milieu de la protubérance annulaire (ce dernier foyer pouvait loger une grosse lentille (hémorrhagie cérébrale ancienne).

Pour le *Cœur* : les parois sont molles ; elles sont friables ; leur teinte est jaunâtre, couleur feuille morte.

Endocardite au niveau de la base du ventricule gauche. Elle paraît ancienne ; mais toutefois il existe quelques infiltrations sanguines récentes.

Plaques scléreuses sur la face ventriculaire de la valvule mitrale.

Elles n'apparaissent point de l'autre côté (1).

Ces plaques irrégulières, assez épaisses et saillantes, vont gagner le bord libre des valvules sygmoïdes de l'aorte, bord qui est épaissi et de teinte louche. L'artère coronaire est scléreuse dans presque toute son étendue, à tel point que parfois elle n'offre qu'un très-petit calibre pour le passage du sang.

L'*Aorte* offre dans toute son étendue des plaques scléreuses qui s'accentuent, deviennent athéromateuses à mesure que l'on descend. Cela est très-évident dans tout le parcours. Elles prennent même bientôt une dureté qui transforme l'aorte ou ses divisions en cylindres à parois cassantes. La coloration de ces points à l'intérieur est bleuâtre, parfois noire. Cela se prononce surtout non loin de la bifurcation en iliaques.

---

(1) Nous avons souvent observé ce fait, dans nos autopsies de 1869, à la Salpêtrière ; nous avons eu occasion, à la Pitié, de le constater encore très-nettement, dans des cas où les lésions de l'endocarde-étaient même déjà assez avancées et plusieurs fois à la Société anatomique, nous avons justifié cette même remarque.

Sur la capsule de la *Rate*, il existe de fortes plaques d'aspect cartilagineux, rugueuses, saillantes, épaisses, traduisant un état accentué de périsplénite.

Nous avons déjà décrit les deux anévrysmes des branches artérielles qui se rendaient à cet organe. Nous n'y reviendrons pas.

Depuis la présentation de ce fait, il nous a été donné d'observer en août 1868, également à la Salpêtrière et dans le service de M. Vulpian, deux nouveaux cas très-nettement caractérisés de ces sortes de véritable diathèse anévrysmatique, semblant indiquer qu'un processus pathologique identique concourt à la formation de ces anévrysmes multiples et variés sur des artères de systèmes et de calibres différents.

Une simple coïncidence fortuite ne nous paraît pas, dans ces cas se répétant ainsi à notre observation (1), depuis que nous avons l'attention éveillée sur eux, pouvoir être ici invoquée d'une façon plausible.

---

(1) Sur un total de *quatre-vingt-douze* autopsies faites en 1868, dans l'espace de sept mois, à la Salpêtrière (service de M. Vulpian), il m'a été donné de rencontrer dans *dix* cas des anévrysmes miliaires cérébraux très-nettement constatables sur les vaisseaux de l'encéphale, soit ceux du cerveau, soit ceux des méninges. — *Ils coïncidaient tous avec des altérations spéciales des centres encéphaliques.* Mon collègue, M. Bourneville, dans les autopsies d'affections cérébrales, du service de M. Charcot, en a également rencontré un nombre remarquable.

De plus *cinq* cas m'ont été, cette même année, apportés, venant des services d'aliénés, pour être étudiés et préparés.

Nous en rejetons l'idée, croyant plus scientifique et plus utile de nous rattacher à une explication peut-être discutable, mais au moins sérieuse.

Voici ces nouveaux faits qui ont été du reste déjà signalés, mais sommairement, dans la remarquable thèse que nous avons déjà citée de notre ami M. le docteur Ch. Durand :

Observation recueillie par H. L.

Obs. — Marie Gl..., femme âgée de 81 ans, placée dans le service de M. Vulpian, à la Salpêtrière, avait offert pendant sa vie, à de nombreuses reprises, des étourdissements, des congestions cérébrales et des troubles divers qu'on rapportait à des altérations encéphaliques devant différer également le plus souvent comme siége.

Son intelligence était des plus atteintes.

Elle mourut le 7 août 1868 à la suite de phénomènes cérébraux qu'il fut difficile de bien préciser.

Comme nous l'avons fait pour d'autres observations intéressantes à d'autres points de vue, nous résumons également l'autopsie, et nous nous bornons à ce qui concerne notre sujet actuel :

Pas de néo-membranes sur la dure-mère.

L'un remis par M. Bassereau (service de M. Moreau); deux remis par M. Roque (service de M. Trélat); le quatrième, par M. Cornillon (service de M. A. Voisin); le cinquième, par M. Peltier (service de M. Trélat).

Sur les *dix cas*, particuliers à notre service de vieillards, j'ai rencontré *trois fois*, d'une façon irrécusable, et *en la cherchant, la disposition anévrysmatique généralisée.* (Note de 1868, complétée plus loin.) H. L.

Les vaisseaux de la base sont rigides, à teinte blanchâtre, et exsangues.

Les méninges s'enlèvent facilement; toutefois, elles exulcèrent un peu la substance grise au niveau du lobe moyen, surtout du côté droit.

Ici, la substance grise est presque complétement ramollie, et au-dessous de la méninge, injectée vasculaire, on voit de petites dépressions jaunâtres, multiples, creusées dans cette substance (lacunes superficielles ocreuses).

Sur les vaisseaux de la pie-mère, augmentés de volume et plus apparents, injectés, on trouve de petites dilatations arrondies, les unes de la grosseur d'un grain de mil, les autres plus petites, et que le microscope confirme être de *petits anévrysmes*.

Quelques-uns apparaissent ainsi comme appendus à des touffes vasculaires, et beaucoup (car ils sont très-nombreux) correspondent à des places du ramollissement superficiel signalé plus haut et à ces lacunes hémorrhagiques, ocreuses, également superficielles.

Outre ces anévrysmes miliaires méningés, il existe des deux côtés, mais alors à gauche surtout, un certain nombre d'autres anévrysmes miliaires également sur les circonvolutions et dans les circonvolutions; ils apparaissent surtout, une fois les méninges enlevées. Leur volume, celui d'un grain de mil, est plus fixe.

Une préparation micrographique faite à l'état frais, des points cérébraux ramollis, donne, en dehors des lacunes ocreuses, des corps granuleux énormes, des vaisseaux tout à fait athéromateux, contenant parfois de ces corps granuleux qui, d'autres fois, sont libres; des tubes altérés et des cellules nerveuses, presque transformées en amas granulo-graisseux, quoiqu'elles aient encore conservé à peu près leur forme. Les noyaux des cellules et des vaisseaux sont très-granuleux.

Un vaste et ancien foyer hémorrhagique existait dans la partie postérieure et moyenne du lobe occipital droit, formant une poche jaunâtre à teinte ocreuse, capable de loger une petite orange, ayant détruit la substance blanche et les bords de quelques circonvolutions qui sont comme rongées; ce qu'il en reste est plus dur et résiste sous le doigt. Ces circonvolutions, ainsi réduites en volume, formaient comme un plan affaissé; elles sont recouvertes des méninges un peu plus dures, rétractées, et à cette place il y a comme une dépression, résultant d'un ancien travail de cicatrisation.

Quelques-uns des vaisseaux qui s'y rendent sont plutôt pâles, blanchâtres, un peu durs, mais à conduit libre; d'autres sont durs et comme scléreux; leur calibre paraît oblitéré, et ils ont subi la dégénération scléro-athéromateuse.

Des diverses altérations existant sur la moelle, nous ne noterons que celles qui ont rapport à une dégénération manifeste (sclérose), existant très-nettement sur les cordons postérieurs (région cervicale, partie supérieure); mais sur le cordon postérieur gauche, région cervico-dorsale, cette altération scléreuse se présente sous la forme triangulaire.

Sur la face externe *du Cœur*, au tiers inférieur du ventricule gauche, sur la masse graisseuse qui y est située, on voit distinctement deux *anévrysmes miliaires*, superficiels, l'un très-visible à l'œil nu, l'autre petit, tous deux confirmés par le microscope qui démontre de plus que les vaisseaux sur le trajet desquels ils se remarquent, sont athéromateux.

Le cœur n'offre pas d'insuffisance aortique, mais un rétrécissement au-dessous de l'anneau aortique, causé par une endocardite ancienne, et des plaques scléreuses sur la face ventriculaire de la valvule mitrale. Ces plaques rétractent la base de la mitrale et la base des sygmoïdes. Une de ces plaques est dure et très-résistante. Toutefois, pas plus que les autres, elle ne se voit sur la face du côté de l'oreillette. Nous avons déjà signalé ce fait.

Vers la pointe du ventricule existe un caillot enchevêtré dans de petits cordages très-fins. Ce caillot est composé d'une masse sanguinolente noire, recouverte de matières grisâtres. Non loin existe une rétraction cicatricielle de l'endocarde.

Dans les vaisseaux de la couche sous-épithéliale de l'œsophage, se voient à l'œil nu *deux anévrysmes* du volume d'un grain de mil, arrondis, solides, résistants, d'une couleur rouge-brunâtre. Les vaisseaux qui les portent, examinés au microscope, sont de plus couverts de granulations graisseuses, noirâtres ; des gouttelettes graisseuses même existent.

Les vaisseaux de l'utérus sont dilatés.

Les veines sont rigides, très-sinueuses. De plus, il faut noter qu'il y avait des *hémorrhoïdes*.

On le voit donc, le système vasculaire avait dans une grande étendue subi une notable modification ; et cette modification, partout aussi la même, était la dilatation forcée, la rupture, l'*anévrysme*.

L'observation suivante a une importance encore plus grande, comme on s'en convaincra facilement aux premières lignes de l'autopsie. C'est dans ce cas qu'il nous fut, en effet, donné de constater pour la première fois, et d'une façon très-nette, des *anévrysmes*, presque parfaitement visibles à la simple inspection, existant sur la *rétine*, en même temps qu'il y en avait de même dimension dans les artérioles du *cerveau* (1).

_____

(1) Nous ne connaissons, avant la présentation de nos pièces à la Société de biologie (1868), aucun fait démontrant, d'une façon absolue, la *coexistence d'anévrysmes dans la rétine*, avec des *anévrysmes miliaires dans l'encéphale*.

Nous savons bien qu'on a pu constater au fond de l'œil des hémorrhagies, des dilatations vasculaires, des anévrys-

De plus, certains points du *cœur* et de l'*œsophage*
offraient des *dilatations anévrysmales analogues* sur
quelques-uns de leurs petits vaisseaux ; et l'*aorte*, ainsi
que ses branches, dégénérées par l'athérome, présentaient des *anévrysmes* d'une dimension déjà notable.

Observation recueillie par H. L.

Émilie T..., femme âgée de 87 ans, placée dans le
service de M. Vulpian à la Salpêtrière, avait eu, il y a deux
ans, une hémiplégie subite à droite, sans perte de connaissance, nous disait-elle. La faiblesse avait duré dix-huit mois
et avait paru s'amender notablement.

Toutefois elle resta sujette aux étourdissements et à ce que
l'on appelait autour d'elle, des accès de fièvre chaude.

En effet, elle ressentit à l'infirmerie quelques-uns de ces

---

mes même, mais, ces examens ont été faits seulement pendant la vie, et l'on n'a rien dit, pour les anévrysmes, de l'é-
tat réel des vaisseaux cérébraux ; ou bien, dans les autopsies,
les lésions de l'œil ont seules fixé l'attention, et les recherches ne semblent point avoir été dirigées dans le même sens,
en ce qui concerne l'étude des vaisseaux encéphaliques.

On lira avec intérêt la relation des faits de MM. *Sons,
Hénocque* et *Léon Tripier* (de Lyon), ainsi qu'un exposé
historique fait dans la séance de la société de biologie (23 janvier 1869), à l'occasion d'une présentation analogue aux
miennes, par MM. *Bouchereau* et *Magnan*. Depuis, il m'a été
donné (février 1870) de vérifier, avec M. *Charcot*, cette importante coexistence. Sur une femme de 72 ans, dont je
relate plus loin l'observation, nous constatâmes de très-*nombreux anévrysmes miliaires cérébraux* avec hémorrhagies, et
en même temps *plusieurs anévrysmes miliaires rétiniens*, avec
suffusions sanguines et hémorrhagies de cet organe.

accès, pendant lesquels la face presque seule devenait plus chaude, brûlante, puis rouge et pourpre. Elle était alourdie, et parfois la joue droite fut notée comme plus chaude et plus rouge que normalement et même que la joue gauche.

C'est au milieu de ces phénomènes qu'elle s'éteignit le 15 août 1868.

A l'autopsie le Cerveau pesait 1,120 grammes.

L'œil droit examiné montre :

La *Rétine* offrant des vaisseaux très-apparents, très-gorgés de sang, flexueux, et sur leur trajet des dilatations arrondies, espacées, rappelant tout à fait des *Anévrysmes* qu'on soupçonne d'abord, mais que l'on constate bien avec la loupe (1). Le cristallin était dur et un peu rougeâtre en quelques points.

Les deux artères vertébrales, mais surtout la gauche, offrent à leur surface une vascularisation considérable que l'on n'a pas l'habitude de voir jamais si nettement; elle se présente sous la forme d'arborisations très-accusées, qui rappellent assez bien une injection très-heureuse des *vasa vasorum*. Elles sont très-athéromateuses ainsi que leurs branches, et leur calibre en paraît ainsi très-rétréci.

.Il n'y a pas de néo-membranes sur la dure-mère.

Les artères de la pie-mère sont par places très-athéromateuses; sur de fines ramifications, l'on observe des dilatations qui ne disparaissent pas, même en pressant le long du trajet des vaisseaux (et qui sont de petites dilatations anévrysmales).

Sur le lobe sphénoïdal droit, trois à quatre petites plaques d'un jaune ocré, friables, (ramollissements superficiels).

---

(1) Des lésions pareilles pourraient être constatées par l'examen ophthalmoscopique qui assurément rendrait encore dans ces cas de vrais services cliniques (*note de* 1868). Toutefois dans notre observation, il eut été rendu impossible par l'opacité du cristallin.

L'artère sylvienne droite, scléro-athéromateuse, offre à sa surface une injection très-marquée des *vasa vasorum*.

A la partie postérieure du lobe occipital et dans la queue du noyau intraventriculaire (corps strié), petites lacunes et même petits foyers jaunâtres hémorrhagiques.

Non loin de là, dans les circonvolutions, plusieurs anévrysmes miliaires.

Le noyau extraventriculaire du corps strié est criblé de petites lacunes à teinte jaune ocreuse.

La bandelette optique gauche paraît saine, mais vers la partie inférieure du lobe frontal, on voit un petit anévrysme de teinte ocrée.

Nombreuses lacunes dans la substance blanche avoisinante.

Dans le noyau intraventriculaire du corps strié, des lacunes jaunâtres ocreuses, et à côté d'elles se trouvent plusieurs anévrysmes miliaires.

Un peu plus en avant, dans le même noyau, existent superposées l'une à l'autre deux pertes de substance irrégulières, cicatrisées, à bords très-indurés.

Ces lacunes pouvaient loger une lentile.

Dans la couche optique, petit foyer jaunâtre, ocré, avec détritus résistants.

Dans la substance blanche des parties antérieures, ancien petit foyer ocreux.

Rien à l'extérieur du cervelet, teinte jaune soufre des circonvolutions.

Dans le corps rhomboïdal droit, anévrysme miliaire. A gauche, lacune et foyer jaunâtre dans la substance blanche. à 1 centimètre du corps rhomboïdal.

La protubérance est mouchetée de petites taches arrondies, colorées d'un brun jaunâtre; quelques-unes un peu saillantes, dures, ne disparaissant pas par le lavage : ce sont de petits anévrysmes miliaires.

Cœur. — La face externe du cœur offre à droite, sur la superficie de l'oreillette et de l'auricule surtout, des dilatations ampu   multiples des vaisseaux, ne disparaissant ni par le lavage ni par la pression, revêtant un aspect pointillé, un peu saillant : ce sont de vraies dilatations anévrysmales, arrondies, de ces petits vaisseaux. Du reste, sur toute la surface du cœur on remarque une injection très-vive des plus fines ramifications vasculaires gorgées de sang.

Le myocarde est jaune, graisseux, friable.

Une vascularisation des plus vives se remarque encore sur les parties qui enveloppent la vésicule biliaire, d'où un petit relief très-apparent à sa face externe.

De même pour les reins qui sont très-congestionnés.

Dans la couche sous-muqueuse de l'œsophage on distingue, vers le tiers supérieur, des dilatations arrondies, noirâtres et brunes, de diverses grandeurs, depuis un grain de mil jusqu'à une tête d'épingle; elles sont situées sur les vaisseaux de cette couche, distantes les unes des autres, et ne se laissant déprimer ou modifier ni par le lavage ni par la pression. Elle sont bien limitées, arrondies, et les vaisseaux aux dépens desquels elles sont formées présentent de suite leur calibre normal, après comme avant ces vraies dilatations anévrysmales.

Or, dans ce cas, sur le trajet de l'artère *Aorte,* il existait, outre des foyers athéromateux et des plaques calcaires, des *poches anévrysmales* ayant refoulé la tunique externe qui leur sert de coque unique. Elles étaient arrondies et saillantes; leur volume était à peu près celui d'une moitié de noix, et leur relief analogue.

Mais de plus on trouvait bientôt *deux anévrysmes* bien formés de la grosseur, l'un d'une amande, l'autre d'une cerise, sur l'artère iliaque droite et sa première petite branche ramifiée.

A ce dernier anévrysme succède une petite artère de la grosseur d'un fin stylet.

Ces poches, dures à l'extérieur, assez lisses, sont remplies de caillots rouge brun, durs, stratifiés en couches traduisant nettement par leurs teintes variées, des âges différents.

Ici donc, comme dans les cas précédents et d'une façon plus saisissante encore, on constate la généralisation de la disposition du système vasculaire à se dilater et à s'anévrysmer ; en un mot, *la diathèse anévrysmatique généralisée* est *flagrante, irrécusable.*

Tels sont les premiers faits, qu'il nous ait été donné de rencontrer.

Nous avons pu mettre sous les yeux des membres de la Société de biologie les pièces anatomo-pathologiques, qui ne pouvaient, du reste, laisser aucun doute.

En outre, la plupart avaient déjà été examinées par M. Vulpian, sous la direction duquel nous pratiquions les autopsies.

De plus, il nous fut donné de les présenter à M. Bouchard, et nous eûmes la satisfaction de voir que les distingués auteurs des travaux si consciencieux sur le rôle des *anévrysmes miliaires* dans *l'hémorrhagie cérébrale* acceptaient désormais l'interprétation de *généralisation d'une disposition anévrysmale,* qui ressortait de nos observations.

Voici comment ils s'expriment (1) :

« Nous avons dit, dans la première partie de ce mé-
« moire, que nous ne nous trouvions pas autorisés à
« voir, dans les anévrysmes miliaires, et dans la péri-
« artérite qui leur donne naissance, rien qui permette
« d'y reconnaître une altération étendue à tout le sys-
« tème vasculaire.

« Quelques faits observés par M. Liouville, ten-
« draient à modifier cette opinion.

---

(1) Charcot et Bouchard, *Archives de physiologie,* 1868.

« Il a vu, en effet, en même temps que les ané-
« vrysmes intra cérébraux, des anévrysmes semblables
« sur l'œsophage et sur le cœur (1).

---

(1) Dans cette énumération, il s'est glissé involontaire-
ment un oubli, qu'on peut du reste réparer, en se reportant
à notre observation publiée, qui est complète (page 27).
C'est l'oubli d'ajouter aux anévrysmes de l'*œsophage* et du
cœur, les *anévrysmes* que nous avions si nettement constatés
sur la *rétine*, et déjà nous accordions à ce premier fait une
certaine importance pratique, car nous pensions de suite, et
laissions entrevoir l'espérance qu'on pourrait peut-être employer utilement l'*ophthalmoscope* pour essayer de diagnostiquer des *dilatations anévrysmales* des *vaisseaux de l'encéphale*,
si des altérations analogues (*anévrysmes miliaires*) se consta-
taient au fond de l'œil. Ce n'est malheureusement qu'à l'autopsie qu'il nous fut, dans ce cas, possible de les noter (le
malade ayant un certain degré d'opacité cristallinienne qui
avait empêché, pendant la vie, l'examen ophthalmoscopique dirigé dans ce sens).

Du reste, en émettant cette idée qui reposait sur une constatation d'anatomie pathologique dans un cas bien déterminé, je ne faisais que suivre l'impulsion générale actuelle,
qui cherche à perfectionner et à multiplier les procédés d'investigation, en vue de se rapprocher le plus possible de la
vérité.

Sans compter les immenses services rendus journellement
aux oculistes par la merveilleuse invention d'Helmoltz, des
tentatives récentes ont été commencées pour faire de l'oph-
thalmoscopie une branche de la science du diagnostic cérébral et étendre ainsi son champ d'investigations; et l'on peut
dire, qu'en France, les leçons et le livre de M. *Bouchut*, sur
le *Diagnostic des maladies du système nerveux* par l'*ophthalmo-
scopie* (1866), comme aussi les recherches de M. Galezowski,

« Il a bien voulu nous montrer ses préparations et
« nous avons pu constater la parfaite identité de ces
« derniers anévrysmes avec ceux qui se développent
« dans l'encéphale. »

(*Archives de physiologie*, t. I, n° 6, 1868. — *Nouvelles
recherches sur la pathogénie de l'hémorrhagie cérébrale*, par MM. Charcot et Bouchard.)

Dès ce moment, ce point particulier qui intéressait
là pathogénie générale de la question, commença à in-
tervenir plus directement dans l'exposition des faits
qui concernent ce genre d'altération ; et dans une récente édition de leur Pathologie interne (1), MM. Béhier
et Hardy, regardèrent les cas sur lesquels nous nous
étions appuyé, « comme offrant au point de vue de la
« pathologie générale, cette importance qu'ils tendent
« à établir que les altérations anévrysmatiques se rat-
« tachent beaucoup plus à *une altération du système
« artériel tout entier* qu'à une lésion *localisée* dans tel
« ou tel point de ce système. » (2ᵉ édition, 1869, art.
Hémorrhagie cérébrale.)

Nous fûmes ainsi encouragé à poursuivre cette recherche, et nous pûmes bientôt voir confirmer nos
idées par plusieurs faits (2), auxquels nous sommes

---

ont parmi tant d'autres, contribué puissamment à ces efforts
dignes, assurément, d'être continués.

(1) Béhier et Hardy, *Traité de pathologie interne.* 2ᵉ édition,
1869. Paris.

(2) Dans le travail des *Archives de physiologie* (MM. Charcot et Bouchard) parut également pour la première fois, à la

loin d'attribuer une valeur identique, pris isolément, mais de l'ensemble desquels peuvent ressortir quelques preuves certaines, à l'appui de ce que nous voulons établir.

Nous allons essayer de les passer successivement en revue :

---

date de 1868 (page 634 du volume) et après nos communications, l'observation suivante qui, à mon sens, indique une *tendance manifeste* de différents vaisseaux à *s'anévrysmer ;* et on peut regretter que ce point n'ait pas paru frapper davantage les observateurs de ce fait intéressant, qui eussent peut-être, dans ce cas, rencontré des lésions analogues dans d'autres points de l'économie.

Je transcris l'observation telle qu'elle est résumée.

HÔPITAL SAINT-ANTOINE. — Dr LABOULBÈNE.
Observation communiquée par M. Huchard, interne.

« S... (Jean-Baptiste), 63 ans.

« Cet homme est amené à l'hôpital le 4 mars 1867 avec « une hémiplégie droite et une contracture des membres du « côté gauche; on n'a sur lui aucuns renseignements.

« Il meurt le 5 mars 1867.

« A l'autopsie, on trouve un foyer hémorrhagique consi-« dérable dans l'hémisphère gauche, et dans le corps strié « de l'hémisphère droit on trouve la cicatrice *jaune chamois,* « d'un ancien foyer hémorrhagique.

« La surface des circonvolutions est parsemée d'anévrys-« mes miliaires très-abondants; les artères de la base sont « athéromateuses. Le cœur a son volume normal, mais les « valvules sont fortement incrustées de concrétions calcaires.

« L'aorte est fortement athéromateuse, et au niveau de la « partie convexe de la crosse, il existe un *petit anévrysme dissé-* « *quant.* »

D'abord nous constatâmes une fréquence remarquable des faits, où se rencontrent à la fois des *anévrysmes miliaires du cerveau* avec des *anévrysmes* de même grandeur, très-nettement formés dans les *méninges,* et dans le cours de ce travail on en trouvera des exemples intéressants.

Pour le moment nous pouvons en résumer une nouvelle observation. — Nous pouvons également en transcrire deux observations complètes :

Bien que les sources de la circulation cérébrale, proprement dite, soient en définitive, à peu près les mêmes que celles d'où dérive la circulation des enveloppes, il y a toutefois là des artères de calibres différents, des conditions différentes aussi de régions et de rapports, qui obligent à interpréter avec la donnée de l'existence d'une cause générale, les modifications analogues (1) que sur ce même système, il est

---

(1) En 1867, notre collègue et ami, M. LÉPINE, s'exprimait ainsi :

« Les anévrysmes des méninges et ceux des artérioles de « la substance nerveuse sont identiques; ils naissent sous « l'influence du même processus, lequel est complétement « indépendant de l'athérome.

« Les anévrysmes des artères plus ou moins volumineuses « de la base paraissent dépendre de la même altération des « tuniques du vaisseau, l'artério-sclérose, et tout porte à « croire que la coexistence des anévrysmes volumineux et des « anévrysmes microscopiques déjà signalée par GULL, et qui « existait dans notre première observation d'hémorrhagie « sous-méningée, sera désormais fréquemment rencontrée. »
(Note sur deux cas d'hémorrhagie sous-méningées. *Mémoires de la Société de biologie,* 1867.)

permis de constater; et de plus, on se souvient que ce fut au début, au moins pour nous, un des premiers points (1) dont la connaissance nous fit penser à la possibilité de rencontrer, dans certains cas donnés, ces lésions analogues en différentes parties du corps.

Commençons par l'observation résumée :

(Observation recueillie et résumée par H. L.)

Femme R..., 84 ans, Salpêtrière, 30 novembre 1868 (service de M. Vulpian).

Entrée à différentes reprises pour des bronchites, mais ayant surtout offert des phénomènes fréquents de démence sénile et de congestions cérébrales.

Excitation encéphalique s'étant manifestée à des époques différentes sous la forme d'accès de démence. Améliorations obtenues, chaque fois, par une application de sangsues derrière les oreilles.

A la dernière entrée, phénomènes subits et graves de paralysie : Attaque brusque apoplectiforme. Déviation conjuguée des yeux. Tendance à la rotation de la tête.

Différence dans la température des membres des deux côtés.

Autopsie.—Trois membranes vasculaires (néo-membranes, face interne de la dure-mère); *anévrysmes miliaires méningés.*

---

(1) J'ai reçu, ces jours derniers, communication d'une observation inédite de mon collègue et ami Raymond.

Chez une femme H..., 73 ans (morte de démence sénile), le 9 mars 1867, il avait manifestement aussi constaté des *anévrysmes miliaires intra-cérébelleux*, avec des *anévrysmes miliaires des artères cérébelleuses postérieure et supérieure*, dans un cas d'hémorrhagie du cervelet avec vomissements.

Dilatation des vaisseaux artériels et veineux de la base du cerveau. Dégénération scléro-athéromateuse de ces conduits artériels.

Ramollissement rouge, dans une grande étendue de tout le lobe gauche; ANÉVRYSMES MILIAIRES CÉRÉBRAUX.

Voici maintenant les deux observations que nous croyons par leur importance, devoir publier complétement.

Un Résumé, du reste, placé en tête de chacune d'elles, fixera les points qui affèrent le plus directement au sujet que nous traitons :

HOSPICE DE LA VIEILLESSE (FEMMES).
Service de M. le Dr Vulpian.

(Observation recueillie par H. Liouville, interne du service.)

RÉSUMÉ SPÉCIAL A LA QUESTION :

Phénomènes paralytiques (côté droit). Obscurcissement intellectuel. Par moments, accès de démence sénile avec poussées de chaleur à la face et rougeur. Nouvelle attaque apoplectiforme avec coma. Différence de température dans les membres des deux côtés. Mort.

Autopsie.

Artères de la base scléro-athéromateuses. Oblitération de quelques branches (sylvienne gauche). Ramollissement consécutif du cerveau. Nombreux *anévrysmes miliaires cérébraux* dans les deux lobes. Foyer hemorrhagique dans le cervelet (corps rhomboïdal). Nombreux *anévrysmes miliaires cérébelleux.* Foyer hemorrhagique dans la protubérance. *Anévrysmes miliaires,* parties voisines. Altérations *anévrysmatiques* des *artères méningées rachidiennes.* Dégénération scléreuse secondaire de la moelle. Examen micrographique de ces différentes lésions.

(Voir la planche, à la fin du travail).

Année 1868. — Jeanne L...., 77 ans ; entrée le 25 mars 1868, morte le 8 novembre 1868.

25 *mars* 1868 *soir*. — Grand embarras de la parole. On a de la peine à comprendre ce qu'elle dit. Mémoire obtuse.

Pas de chaleur à la face. Langue un peu saburrale. Pas d'appétit ; se plaint de douleurs au niveau de l'estomac. Pas de vomissements. Constipation, dit-elle, depuis huit jours.

Affaiblissement du bras droit et de la jambe du même côté. Marche cependant.

Gros râles sous-crépitants à droite et à gauche en arrière.

Douleur vive à la pression de l'épigastre ; pousse des cris. Légère matité dans ce point et légère rénittence.

Pas de vomissements ni le moindre trouble fonctionnel de l'estomac. J. Ipéca.

26 *mars*. — Cette nuit elle s'est levée, voulait aller dans son dortoir. Eau de Sedlitz, 2 verres.

28 *mars matin*. — Température rectale 37° 4/5.

16 *avril* 1868 *matin*.—Agitation dans la nuit, parlait, voulait se lever.

22 *avril matin*. — Se lève parfois, cherche à battre, et l'on est obligé de la camisoler.

Face rouge, chaude. La paupière supérieure gauche est légèrement gonflée.

Parle seule. Langue nette, mange bien, va à la garde-robe. Pas d'eschares.

6 *novembre* 1868 *soir*. — État comateux dont on peut assez facilement faire sortir la malade, soit en la pinçant, soit en lui donnant à boire, ce qui provoque la toux ; elle avale de travers ; il paraît passer peu de liquide.

Sous les paupières fermées, yeux fixes, médians, pupilles égales, non dilatées.

Tête fortement penchée à gauche, en rotation.

Hémiplégie droite. Membre supérieur et inférieur avec augmentation très-notable de la chaleur dans les parties placées dans les mêmes conditions (augmentation pour le côté droit).

Température axillaire droite   39°,6
—   —   gauche   39°,4

On nous a dit qu'en l'amenant, la joue droite était très-chaude et très-rouge ; la joue gauche était pâle et froide. Ce soir la différence existe encore un peu, mais elle est bien moins notable.

Les yeux paraissent fixes. Langue sèche. Respiration embarrassée.

Pulsations 96.

Température axillaire 39°,6.

Température rectale 40°,4.

Respiration 42.

Expiration assez bruyante par la langue projetée en avant et ne bougeant pas.

Eschare au sacrum (qu'on dit remonter à huit jours).

N'a pas parlé dans la journée ; a essayé un moment de parler, mais les mots étaient si embarrassés qu'on ne distinguait rien.

Depuis, aggravation. Il ne lui a plus été possible d'essayer de parler.

Respiration stertoreuse.

Elle peut remuer le membre supérieur et le membre inférieur gauches.

Au début, la jambe droite ne pouvait déjà pas être levée, mais elle n'était pas encore roide.

Le côté droit paraissait très-douloureux au toucher, soit la jambe et la cuisse, soit le bras (blessure vers le coude droit, suite de chute). On ne retrouve plus ce soir cette exagération de sensibilité, mais il y a des plaintes si on la retourne. N'a pas évacué. Mort dans la nuit.

Autopsie du 8 *novembre* 1868.

Les os du crâne sont relativement assez durs; leur épaisseur est considérable.

On note un état plus profond et plus large que normalement, du sillon de l'artère méningée moyenne, du côté gauche.

A ce sillon correspond une artère méningée moyenne à peu près normale, mais accompagnée dans une grande partie de son trajet d'un caillot sanguin, double de sa grosseur, allongé vermiforme, et qui semble du calibre d'un conduit (sinus?) que l'on voit creusé aux dépens de la face externe de la dure-mère, et dans lequel serait plongée, pendant une partie de son trajet, l'artère même. Puis ce conduit se rend, après avoir abandonné l'artère, vers le sinus longitudinal supérieur, où il arrive en passant par les masses de corpuscules de Pacchioni. D'un autre côté, par son autre extrémité (interne et supérieure), ce même caillot correspondait à une dépression très-profonde dans la calotte du crâne, qui se trouve sur les parties latérales du sinus longitudinal supérieur au niveau des trous pariétaux, dépression faite aux dépens de la table interne du pariétal gauche.

A droite, soit sur la dure-mère, soit sur la face interne du crâne, il n'y a rien de pareil à noter.

Toute cette face interne de la calotte crânienne est, du reste et de plus, parcourue par des sillons vasculaires très-nombreux, très-prononcés, tout cela anormalement.

De plus, en avant, vers le frontal (partie antérieure), de chaque côté de la suture frontale et placées symétriquement, se trouvent *deux saillies d'hypérostose*, rugueuses, crénelées, épaisses d'un demi-centimètre, et laissant adhérer quelques débris de la dure-mère qui, parfois, semble passer au-dessous.

Mais un peu plus loin, et alors d'une façon beaucoup plus nette, on trouve une vraie tumeur osseuse, allongée, de la grandeur de 3 centimètres de long sur un demi-centimètre d'épaisseur, et existant vers le bord concave de l'extrémité antérieure de la grande faux du cerveau.

De plus, sur les parties latérales du sinus longitudinal supérieur, existent des amas considérables de tumeurs blanchâtres très-adhérentes à la dure-mère, et même un peu adhérentes à la pie-mère et à l'arachnoïde enlevées en les détachant en ces points.

Une insufflation faite par l'orifice de cette sorte de sinus, qui contenait le caillot décrit plus haut, fait passer de l'air dans le sinus longitudinal supérieur, et soulève à la fois le sinus et ces petites tumeurs constituées par des corpuscules de Pacchioni (1).

Poids de l'encéphale, 1,085 grammes.

Après avoir enlevé les méninges, on trouve que les artères sont très-scléro-athéromateuses, surtout celles de la base encéphalique et l'origine des sylviennes.

A 3 centimètres de l'origine de la sylvienne gauche, on trouve une oblitération absolue de cette artère dans une étendue d'un demi-centimètre (coagulum jaunâtre et ancien).

Du même côté, une artère de troisième ordre comme volume, offre un caillot pointu bouchant le vaisseau sans y adhérer; il est constitué par une pointe jaunâtre un peu dure à laquelle s'ajoute un caillot rougeâtre dans une étendue de 2 centimètres.

A l'extrémité de cette artère ainsi oblitérée, on trouve une plaque considérable de ramollissement existant au niveau de toute la première circonvolution frontale gauche.

---

(1) Des faits à peu près analogues ont été décrits dans une remarquable Thèse d'anatomie, présentée à la Faculté de Paris, en 1868, par M. P. Trolard, actuellement à l'Ecole d'Alger : *Anatomie du système veineux de l'encéphale et du crâne.*

Diamètre antéro-postérieur, 5 centimètres 1/2.

Diamètre transverse, 2 centimètres 1/2.

Dans ses deux tiers postérieurs, elle touche en arrière à la marginale antérieure. Au niveau, les méninges adhèrent tout à fait au cerveau ramolli.

La substance grise offre une pulpe de teinte rougeâtre puriforme, surtout dans un point qui touche un peu à la seconde circonvolution qui est alors comme ulcérée avec une zone limitante, rougeâtre et un centre vert puriforme.

Dans quelques points, au milieu même du ramollissement, se trouvent de petites taches jaunâtres entourées de petites taches rougeâtres saillantes.

Dans d'autres points du cerveau, soit de ce lobe, soit de l'autre, on trouve une quantité de petits *anévrysmes miliaires*.

Le ramollissement de cette circonvolution s'étend en profondeur, diminuant progressivement d'étendue jusqu'à la partie antérieure du ventricule latéral, correspondant vers le genou antérieur du corps calleux sans pénétrer dans ce ventricule.

Le ventricule étant ouvert, on voit sur la base une cicatrice gris jaunâtre, à demi transparente, un peu foncée, dure à la palpation, légèrement déprimée, s'étendant d'une part sur la partie coudée du corps strié et d'autre part en dedans sur la partie postérieure de la couche optique, mais là, en prenant une teinte plus blanche.

Cette cicatrice peut avoir 2 centimètres transversalement et d'avant en arrière.

Ce ramollissement ne paraît pas profond. Une coupe passant à 1/2 centimètre de la base parallèlement à cette base, dépasse les limites du foyer. Cette même coupe montre un petit foyer à teinte ocreuse brune à la partie antérieure de la couche optique. Dans le corps strié lacunes ocreuses nombreuses (noyau extraventriculaire).

Pas d'autres lésions du côté gauche.

Lobe droit. — Dans le noyau gris extraventriculaire

du corps strié de ce côté, on trouve un *gros anévrysme miliaire*.

Du même côté dans une coupe plus bas, *plusieurs anévrysmes* dans le corps strié et la couche optique; lacunes dans la couche optique.

CERVELET.

Hémisphère gauche. — On trouve une teinte ocreuse entourant le corps rhomboïdal et dissémliné, dans le corps lui-même; sur les bords un *anévrysme brunâtre*.

Dans le centre lui-même, un *anévrysme noirâtre* auquel aboutit un vaisseau rouge.

Dans le noyau blanc, on en trouve un *troisième*.

Hémisphère droit. — La même coupe donne un foyer brunâtre très-foncé, un peu dur au toucher, existant au niveau même du corps rhomboïdal. Dans l'intérieur de ce foyer et tout autour, on peut compter une dizaine de petits *anévrysmes miliaires*.

Le plancher du quatrième ventricule n'offre rien de particulier.

Protubérance. — Au milieu de la protubérance, une lacune ocreuse irrégulière, capable de loger un petit pois, siégeant du côté gauche; elle offre une teinte brun jaune foncé. Ce foyer s'étend assez profondément pendant une étendue d'un centimètre. Du même côté, dans une coupe faite à 1 centimètre au-dessous, on constate un *anévrysme miliaire* très-nettement formé, enveloppé d'une petite masse ocreuse teintée aussi en brun jaune foncé et paraissant faire partie de la périphérie du petit foyer hémorrhagique ancien.

Moelle. — Sur les méninges, injection vasculaire artérielle et veineuse considérable avec dilatation de formes différentes, les unes variqueuses, les autres d'aspect plus bombé et ressemblant à des anévrymes.

Cette disposition à la dilatation des vaisseaux est surtout manifeste à la partie postérieure.

Sur les coupes dans la région cervicale, à 4 centimètres du bulbe, on trouve à la partie postérieure du cordon antéro-latéral droit une teinte grisâtre *scléreuse*.

De même dans la partie tout à fait antérieure du cordon postérieur existe une zone arrondie de *sclérose*.

Dans d'autres coupes faites plus bas, on retrouve une injection très-vive et la *dégénération scléreuse* du cordon latéral droit (portion dorsale).

Dans la région lombaire on ne retrouve plus ces lésions.

EXAMEN MICROSCOPIQUE DU CERVEAU.

Pas de globules de pus, même dans les points verdâtres du ramollissement.

Pas de cristaux d'hématoïdine réguliers. Quelques cristaux jaunâtres, irréguliers sur les parois de quelques vaisseaux.

Peu de globules blancs, leucocythes dans les vaisseaux.

Quelques rares vaisseaux gorgés de globules rouges.

De grosses cellules graisseuses comprises dans l'intérieur de petits vaisseaux comme aussi, d'autres, en dehors.

De rares, très-rares corps amyloïdes.

Tubes à double contour (myéline). Tubes nerveux variqueux.

Cellules nerveuses très-nettes, plutôt hypertrophiées, mais toutes très-nettement granulo-graisseuses et dans leur noyau (avec reflet jaunâtre) et dans leur corps et parfois sur quelques prolongements.

Les corps granuleux en grande quantité. Les uns en cellules, les autres libres, arrondis ou allongés. Libres ou le long des vaisseaux (dans la gaîne de Robin, gaîne variqueuse boursouflée par places).

Quelques petits vaisseaux capillaires fins, sans gaîne, bouchés par des granulations.

De rares capillaires fins sans gaîne, libres et dont on voit les noyaux allongés.

Dans les parties voisines non ramollies, on constate :

De rares granulations graisseuses sur les parois des vaisseaux.

Les gaînes des vaisseaux non boursouflées, non variqueuses.

Pas de vaisseaux bouchés.

Quelques vaisseaux gorgés de globules rouges : au milieu quelques leucocytes.

Pas de corps granuleux.

Les cellules nerveuses non granulo-graisseuses.

Les vaisseaux qui se rendent aux anévrysmes miliaires ont leurs parois couvertes de dépôts hématiques irréguliers, jaunâtres, un peu rouges (hématosine), et dans les gaînes mêmes, souvent boursouflées, des dépôts considérables de granulations graisseuses, noirâtres, acumulées qui leur forment parfois comme des manchons à teinte noirâtre, constitués par des amas granuleux fins.

Sur les poches de l'anévrysme même, sang et cristaux hématiques colorés, extravasés.

CAVITÉ THORACIQUE.

Cœur. — Hypertrophie du ventricule gauche; valvule mitrale insuffisante ; concrétions calcaires sur cette valvule.

Aorte. — Plaques athéromateuses et plaques calcaires ; athérome rouge.

Poumon droit. — 550 grammes.

Bord antérieur. — Petites ecchymoses sous-pleurales de la grosseur d'une grosse tête d'épingle.

Bord postérieur. — Congestion avec pneumonie au second degré et par places; traces de pneumonie au troisième degré.

Plaques d'atélectasie pulmonaire.

Au niveau du bord inférieur, petit noyau crétacé sans induration pulmonaire autour.

Par places, plaques blanchâtres s'enfonçant dans l'intérieur du poumon sous forme de pointes.

Poumon gauche. — 400 grammes.

Ecchymoses sous-pleurales multiples dans un espace grand comme la main.

CAVITÉ ABDOMINALE.

Reins. — Normaux. Le rein gauche pèse 110 grammes; le droit pèse 120 grammes et présente deux ou trois kystes.

Foie. — 1,100 grammes; un peu congestionné.

Vésicule. — Bile jaunâtre, un petit calcul non mamelonné.

Rate. — 150 grammes; plaques de périsplénite.

Utérus. — Œufs de Naboth très-développés.

Nous suivrons la même marche dans l'exposition de l'observation suivante :

HOSPICE DE LA VIEILLESSE (FEMMES).

Service de M. le docteur Vulpian.

(Observation recueillie par H. Liouville, interne du service.)

Année 1868, salle Saint-Nicolas, 2.

Étiennette Louise D..., 65 ans ; entrée le 5 mai 1868; morte le 14 décembre 1868.

RÉSUMÉ SPÉCIAL A LA QUESTION :

Trouble dans les idées. Phénomènes paralytiques jambe gauche. Accès de démence sénile ; agitation. Nouvelle atteinte cérébrale à marche lente mais progressive, pas de différence de température appréciable dans les membres. Agonie ; mort avec phénomènes asphyxiques et augmentation notable de la température centrale après la mort.

Autopsie.

Artères de la base scléro-athéromateuses. *Anévrysmes miliaires des vaisseaux méningés.* Ramollissement superficiel des circonvolutions. Vaste foyer ancien d'hémorrhagie. *Anévrysmes miliaires cérébraux*. Ramollissement avec *anévrysmes miliaires*. Dégénération scléreuse secondaire de la moelle. Examen histologique de ces différentes parties.

5 *mai* 1868. — Trouble dans les idées. Difficulté d'obtenir des renseignements exacts quant aux antécédents (dit qu'elle a 60 ans). Réglée à vingt ans. Cataracte commençante du côté gauche. Marche assez bien. Traîne un peu la jambe gauche, la lève plus difficilement au-dessus du lit. Un peu d'incertitude dans les mouvements des membres thoraciques. Vient pour des douleurs qu'elle aurait dans la jambe gauche. Parle aussi de douleurs qu'elle aurait à droite. Parfois, douleurs dans le bras.

Elle porte sur le membre inférieur gauche des plaques rouges avec des groupes de vésicules irrégulières, de teinte grisâtre, louche, soulevant l'épiderme d'une façon variable, soit en petites vésicules arrondies, soit triangulaires, isolées ou le plus souvent agglomérées en petits îlots. Herpès-zona sur fond rouge.

Urine, densité 1,020 ; pas d'albumine, pas de sucre. Couleur pelure d'oignon avec l'acide azotique.

12 *mai*. — Diarrhée assez forte, liquide. (Sirop de coings, bismuth.)

Sort guérie le 27 mai 1868.

Rentre le 31 mai 1868, salle Saint-Mathieu, n° 20.

Vue bonne ; ouïe bonne ; crache le sang depuis trois jours. Rien dans la gorge ni dans la bouche.

Poumons. — Sonorité normale ; pas de bruits anormaux.

Cœur. — Prolongement léger du premier temps à la base ; pas de céphalalgie ; affaiblissement de la mémoire ; incertitude dans la démarche·

5 *juin*. — Perte considérable de la mémoire ; la malade est très-affaiblie ; elle tombe de temps en temps.

6 *juin*. — Toujours même état ; tombe de son lit ; pupilles contractées.

10 *septembre*. — Grande agitation hier dans la journée et la

soirée; se lève et bat ses voisines; on est obligé de lui mettre la camisole de force. Affaiblissement intellectuel considérable; elle dit toujours à la fille de service « Oui, ma fille, bats-moi, ma fille. »

Un peu de sang dans la salive.

11 *octobre*. — On trouve un grand changement dans la malade; les phénomènes hémiplégiques se sont prononcés fortement. Ainsi le membre supérieur gauche est presque paralysé; lorsqu'on dit à la malade de le mettre sur sa tête, impossibilité d'exécuter ce mouvement que le droit exécute très-bien.

Elle élève à peine l'avant-bras au-dessus du lit.

Lorsqu'on la fait marcher, elle ne peut se tenir seule, traîne la jambe gauche un peu plus qu'avant. La face paraît aussi plus manifestement hémiplégiée. Le côté gauche est immobile et tombant lorsqu'on la fait parler ou rire; le côté droit est très-tiré; la commissure labiale droite est abaissée; le bout de la langue est porté manifestement du côté gauche. Tous ces phénomènes avaient commencé leur évolution depuis plusieurs jours et ont atteint leur maximum aujourd'hui. — Depuis plusieurs jours, on remarquait aussi cet affaiblissement hémiplégique; pas de vomissements; pas d'attaques subites; se plaint de douleurs dans les reins; sensibilité au pincement conservée du côté gauche; sensibilité au froid conservée; pas de différence de température appréciable des deux membres abdominaux; pas de rotation de la tête ni des yeux.

16 *octobre*. — Depuis quelques jours la malade se plaint de violentes douleurs de reins, pousse des cris incohérents pendant toute la journée et la nuit; elle est fortement démente.

27 *novembre*. — Se plaint souvent de douleurs de reins; pousse des cris plaintifs.

8 *décembre*. — De plus en plus, la malade paraît s'affaiblir; la figure s'amaigrit; peau chaude et couverte d'un peu de sueur; langue sèche; quatre-vingt-seize pulsa-

tions; continue à crier nuit et jour sans motif appréciable; complétement gâteuse depuis plusieurs mois; se plaint presque constamment de douleurs dans les reins; éruption ecthymateuse à la région fessière et sur la partie supérieure des cuisses (région postérieure); écorchure large comme la paume de la main à la fesse gauche.

L'avant-bras gauche est un peu fléchi et contracturé, les doigts sont fléchis et contracturés dans la paume de la main. OEdème assez considérable de la partie inférieure de l'avant-bras et de la main du côté gauche. La malade ne peut exécuter qu'un très-léger mouvement de soulèvement du poignet du côté gauche; ne peut pas ouvrir la main.

Habituellement la tête est légèrement fléchie sur l'épaule droite, la face un peu tournée vers l'épaule gauche; léger strabisme externe de l'œil droit.

La malade peut remuer la jambe gauche; le membre inférieur gauche n'est pas œdématié; elle se plaint spontanément de douleurs dans le membre supérieur gauche; sensibilité conservée aux deux membres inférieurs. Lorsqu'on chatouille la plante du pied, il se produit de légers mouvements réflexes dans la jambe. La malade sent parfaitement le pincement et accuse de la douleur.

14 décembre. — Agonie très-prononcée. Depuis hier dans la journée, ne crie plus, a encore parlé; il y a plus d'agitation; toutefois, elle a reconnu sa sœur hier au soir; mais ce matin elle est dans le coma.

> Pulsations impossibles à sentir.
> Température axillaire. . . . **41°,4**
> Température rectale. . . . . **42°,8**
> Inspirations . . . . **52.**

La respiration s'arrête par moments. Peau chaude; moite; respiration anxieuse bruyante; râle trachéal; face cyanosée; yeux immobiles, le gauche en strabisme externe; pupilles peu dilatées; mains bleuâtres, froides.

Une heure après cet examen, dernières respirations et mort (10 h. 45).

Examinée dix minutes à peine après la mort, elle présente :

Les deux pupilles plus dilatées ; la gauche 0ᵐ,005.

Température axillaire, 41°,4 (therm. de Leyser).

Température rectale. 43°,6.

AUTOPSIE FAITE LE 15 DÉCEMBRE 1868.

Cavité crânienne.—Poids de l'encéphale 1,175 grammes. Le crâne est moyennement dur; il a une apparence blanc jaunâtre.

Les artères vertébrales montrent des plaques scléro-athéromateuses; la droite est un peu dilatée; même état des artères sylviennes; coagulation récente, peu consistante, non adhérente et ne remplissant pas le calibre artériel dans la sylvienne droite; pas de lésion appréciable des nerfs crâniens.

Les méninges s'enlèvent facilement et paraissent un peu épaissies. Très-léger ramollissement de la surface corticale des circonvolutions qui bordent de chaque côté en arrière la grande scissure médiane. Ramollissement superficiel aussi, ridé, avec aspect mamelonné, vermoulu de presque toute la longueur de la seconde circonvolution frontale de chaque côté. A la partie postérieure de la troisième circonvolution du côté droit, se trouve profondément enfoncée dans l'anfractuosité qui la sépare de la seconde, une plaque jaune assez étendue, mais paraissant au premier abord n'intéresser que la superficie de la substance grise.

Les ventricules latéraux étant ouverts, on ne voit aucune lésion des parties qui en constituent le plancher des deux côtés. Plusieurs lacunes remplies incomplétement par du tissu cellulaire à teinte jaune dans le noyau blanc de l'*hémisphère gauche.*

Dans ce même hémisphère, on trouve plusieurs petits *ané-*

vrysmes : (à la face externe des méninges, on trouve un *petit anévrysme* pris dans l'intérieur des méninges, il est de la grosseur d'un grain de mil).

Pas de lésion bien appréciable dans le corps strié et la couche optique ; cependant quelques petites lacunes gris-brunâtres dans la couche optique.

Hémisphère droit. — Dans le centre ovale situé au niveau de la plaque jaune signalée à la surface, existe un ramollissement celluleux, comme légèrement feutré, avec brides fibro-vasculaires traversant le foyer en différents sens.

Le ramollissement peut avoir 2 centimètres de diamètre antéro-postérieur ; il n'a guère plus de 1 centimètre d'épaisseur, et paraît se relier d'une façon irrégulière à la plaque jaune. Le tissu fibro-vasculaire a une teinte gris jaunâtre. Quelques lacunes dans le corps strié. On trouve également des lacunes dans la couche optique et *quelques petits anévrysmes* gris anciens. L'insula de Reil est saine. A la face inférieure du lobe cérébelleux gauche, lacune superficielle formant une sorte de petite vacuole d'un demi-centimètre de diamètre et d'une profondeur à peu près égale. Rien de semblable dans le lobe cérébelleux droit. Lacune pouvant contenir à peu près une lentille dans le lobe droit de la protubérance sur la limite du raphé médian antéro-postérieur et à un demi-centimètre au-dessous de la limite antéro-supérieure, à un demi-centimètre aussi au-dessus de la face inférieure de la protubérance.

A la surface du bulbe rachidien, on remarque que la pyramide droite est plus étroite que la pyramide gauche. Sur la coupe du bulbe, on remarque alors, de la façon la plus nette, que la pyramide du côté droit est grisâtre, et semble avoir une consistance plus faible que celle du côté gauche. Près de la protubérance, la pyramide du côté gauche est tout à fait blanche sur la coupe, tandis que, plus bas, la couche corticale est d'une teinte grise dans une très-petite longueur.

Moelle. — Pas de lésion des membranes de la moelle ; une

seule petite plaque blanche sur la face postérieure. Sur une coupe de la moelle, on remarque que la partie postérieure du faisceau latéro-antérieur gauche offre une teinte grisâtre résultant d'une atrophie. Cette teinte se retrouve dans toute la région dorsale; seulement elle va en s'affaiblissant beaucoup. On ne la retrouve plus manifestement à la région dorsolombaire.

CAVITÉ THORACIQUE.

Cœur. — Traces de péricardites anciennes sur la face postérieure des ventricules et aussi sur la face postérieure de l'oreillette droite.

Pas d'insuffisance aortique, pas de rétrécissement aortique ni sous-aortique. Valvule aortique saine.

Petits condylomes sur le bord libre et la face auriculaire de la valvule mitrale : les valves de la valvule mitrale sont un peu épaissies dans toute leur longueur, et surtout au niveau du bord libre.

Nombreuses plaques athéromateuses dans l'aorte thoracique, ne commençant guère qu'au delà des gros vaisseaux de la crosse; on trouve également des plaques calcaires. Cette altération se continue jusque dans l'aorte abdominale.

(*Voir* tableau des mensurations du cœur.)

Poumon gauche. — Au sommet du poumon gauche, plaque cicatricielle avec rétraction de la plèvre. A la coupe on trouve des noyaux de pneumonie caséeuse et quelques granulations grisâtres isolées et réunies en îlots (granulations d'apparence tuberculeuse). Au milieu d'elles se trouvent de petits amas caséeux.

Poumon droit. — Caverne au sommet contenant une masse puriforme, et dans le poumon, des granulations grises.

Adhérence complète des deux feuillets de la plèvre droite. A gauche adhérence au sommet seulement.

CAVITÉ ABDOMINALE.

Foie. —1,250 grammes. Rien d'apparent. Traces de périhépatite; la vésicule contient une bile fluide jaune ocré, avec petites paillettes également jaunes.

Rate. — 90 grammes. Sur les vaisseaux qui aboutissent à la rate, phlébolithe de la grosseur d'un petit pois,

Vessie. — Calculs d'acide urique petits et sablés; l'un est engagé dans l'uretère gauche qui est injecté, vascularisé, non ulcéré.

Rein droit. — 150 grammes, très-mamelonné. Adhérence considérable avec la couche corticale qui se déchire; dans quelques points, injection très-vive de la couche corticale externe; la couche corticale interne jaune granulo-graisseuse.

Rein gauche. —260 grammes avec le kyste. En bas, à l'extrémité inférieure, un vaste kyste formé, à sa surface, de plusieurs loges réunies les unes aux autres, contenant une sérosité liquide du poids de 125 grammes. La face interne de cette poche est ridée et renferme des sortes de colonnes dont quelques-unes se détachent sous la forme de lamelles résistantes et comme des aiguilles un peu solides.

Cœcum. — Il offre dans son appendice un foyer renfermant un pus brun verdâtre : ce foyer a une odeur un peu gangréneuse; il paraît formé par une rupture de l'extrémité de l'appendice iléo-cœcale qui lui-même est épais et dont les parois sont prises. La poche est constituée aussi par le péritoine ridé exulcéré. Ce foyer a attiré une anse de l'extrémité de l'iléon qui à ce niveau dans un point large comme une pièce de vingt sous est perforé, grangrené et offre une ulcération arrondie de la grosseur d'une lentille que l'on retrouve dans cette portion de l'intestin. Cette déchirure, entourée d'une petite zone gangréneuse, se trouve ainsi à 10 centimètres de la valvule iléo-cœcale.

EXAMEN MICROSCOPIQUE.

Plaques de ramollissement cérébral. — Nombreux corps granuleux : (petites masses noires, fines, claires, grosses gouttelettes de graisse encellulées, arrondies, allongées; corps de Gluge).

Vaisseaux cérébraux. — Granulations graisseuses dans la gaîne, les unes allongées, les autres arrondies; encore quelques vaisseaux perméables; vaisseaux nouveaux très-apparents. Pas de cellule nerveuse visible; aspect ratatiné des circonvolutions voisines; pas de corps de Gluge; vaisseaux athéromateux et graisse, gouttelettes grasses; cellules remplies de granulations plus nombreuses; tubes, mais moins nombreux, moins pleins.

Retentissement du foyer ramolli sur les parties voisines mal nourries.

Mesures du cœur.

Aorte.		0,095
Anneau aortique { bord libre. . .		0,085
{ bord adhérent.		0,075
Anneau sous-aortique.		0,08
Valvule mitrale.		0,034
Hauteur du cœur.		0,09
Épaisseur des parois.		0,02

COEXISTENCE D'ANÉVRYSMES MILIAIRES ET D'ANÉVRYSMES DES GAINES.

Le même ordre d'idées nous amena à constater de nouveau (1) et dans presque tous les cas de lésions cé-

(1) Déjà, en 1866, dans une *Note sur un cas d'hémorrhagies cérébrales, liées à l'artérite (artério-sclérose) et à diverses espèces d'anévrysmes* du système vasculaire de l'encéphale, notre ami M. G. HAYEM avait relaté, devant la Société de biologie, la *coexistence des anévrysmes miliaires et des anévrysmes des gaines.*

Il s'agissait d'un homme âgé de 43 ans, ciseleur sur bijoux, qui succomba le 22 octobre 1866, dans le service de M. le docteur Oulmont, à la Riboisière, ayant offert plusieurs fois des attaques d'apoplexie cérébrale.

Après avoir constaté l'état des foyers eux-mêmes et leur

rébrales (hémorrhagies comme ramollissements, mais surtout dans les cas à brusques manifestations) la *coexistence* des *anévrysmes miliaires* proprement dits avec les *anévrysmes des gaînes*, que les lésions se passassent au dedans ou vers la périphérie de la pulpe cérébrale.

N'est-ce pas là toujours l'affirmation d'une cause générale qui domine la scène. Cette cause générale se traduit également bien, dans ces cas où l'on voit les mêmes petits organes atteints d'une altération, qu'au premier

---

contenu, ayant trouvé diverses variétés de dilatation anévrysmale, M. Hayem porta son attention sur les vaisseaux, qu'il reconnut atteints de lésions manifestes d'*artérite*.

« En résumé, dit-il, on peut comprendre ainsi l'enchaîne-« ment et l'évolution de ces altérations multiples.

« La lésion primitive, en effet, celle qui semble avoir en-« traîné à sa suite toutes les autres, est évidemment *l'artérite* « *diffuse*. Portant à la fois sur les artères, les artérioles et les « capillaires; déterminant des épaississements, des dilata-« tions, des rétrécissements, faisant perdre aux vaisseaux « non-seulement leur aspect, mais aussi leurs propriétés « physiologiques, entraînant forcément partout une gêne « de la circulation encéphalique; cette affection générale du « système artériel et capillaire paraît être le point de départ « commun des anévrysmes circonscrits (artériels) et des ané-« vrysmes diffus et disséquants (capillaires.)

« Ce fait semble prouver de plus que, lorsque la même « altération s'étend jusque sur les plus fins capillaires, on « peut rencontrer, outre les petits anévrysmes des artérioles, « source habituelle des grands foyers d'hémorrhagie, les dif-« férentes variétés d'anévrysmes disséquants décrits surtout « par Kolliker, Pestalozzi et Virchow, et qui ne sont, en « général, le point de départ que de lésions plus limitées. »

aspect on pourrait difficilement différencier. Cela, du reste, arriva aux observateurs anciens qui, le plus souvent, décrivaient ces lésions sous le titre commun de *pointillé hémorrhagique* ou d'*apoplexie capillaire*, tandis que la texture et le mode de formation diffèrent si complétement, comme le prouve de suite un examen attentif à l'aide du microscope.

Ce n'est pas seulement à la Salpêtrière (1868) qu'il me fut permis de bien constater ces faits (1). Dans des notes que j'ai prises cette année même (1869) dans le service de M. Marrotte à la Pitié, à l'autopsie d'un homme mort d'hémorrhagie cérébrale à attaque brusque, forte et rapide en sa terminaison, je trouve consignées les lignes suivantes :

« Foyer hémorrhagique volumineux ayant détruit une « bonne partie de l'intérieur d'un lobe cérébral, *anévrysmes* « *miliaires* multiples et *anévrysmes des gaînes* plus nombreux « encore.» »

La coexistence de ces deux modes d'altérations se remarquait sur des vaisseaux scléro-athéromateux.

Pour quelques conduits artériels, la rupture externe des vaisseaux et l'hémorrhagie consécutive avaient manifestement lieu sur plusieurs points de la gaîne elle-même, déjà distendue outre mesure par le sang épanché.

Ces dernières lésions (anévrysmes des gaînes) avaient surtout pour siége les vaisseaux qu'on rencontrait dans les parties cérébrales, qui, bien que ramollies,

_____

(1) Dans la diathèse anévrysmale des grosses artères, on observe tantôt des *anévrysmes mixtes externes*, tantôt des *anévrysmes vrais*.

formaient les bords de l'excavation frangée du foyer apoplectique.

Tandis que ce pouvait être également sur des circonvolutions cérébrales d'apparence relativement saine, voisines ou éloignées, que l'on distinguait, même à l'œil nu, de petites dilatations dures, arrondies, particulières et quelques-unes entourées d'une petite zone hémorrhagique (anévrysmes miliaires).

De plus, nous rencontrâmes encore quelques faits d'anévrysmes miliaires multiples, se présentant sur la même artère comme dans le cas suivant que nous résumons :

Femme B..., 54 ans, morte le 18 juin 1868 à la Salpêtrière.

(Service de M. Trélat.)

(Observation prise par MM. Liouville et Roque.)

Cette malade était dans une des divisions d'aliénées.

Elle n'avait jamais marché depuis son entrée datant de deux ans (1866).

Elle pleurait toujours.

On avait ainsi désigné sur les certificats les phénomènes qu'elle offrait : « mélancolie anxieuse » (Dr Lassègue).

« Est en démence avec prédominance d'idées tristes (Dr Trélat).

« Très-affaiblie dans son intelligence et sa motilité, hémi- « plégie avec affaiblissement de l'intelligence, paralysie gé- « nérale » (juin 1867).

Je n'eus pas l'occasion d'étudier pendant la vie l'état de la malade, mais je fus appelé à en faire l'autopsie avec M. Roque.

Nous constatâmes des troubles notables des méninges cérébrales et spinales.

Avant notre description qui sera bornée au cerveau, nous dirons encore qu'il y avait, du côté de la *Moelle :*

Rougeur intense des méninges sous la dure-mère ;

Teinte rouge et infiltration sanguine générale ;

Vaisseaux très-gorgés de sang;

Enfin des lésions d'altérations descendantes secondaires ;

Du côté du *Cerveau :*

Encéphale. Vaisseaux de la base scléro-athéromateux (le tronc basilaire et les deux sylviennes) ;

État induré et presque oblitéré des artères cérébrales (à gauche surtout, quoique aussi, des deux côtés de la base du cerveau);

Anévrysmes multiples, volumineux, souvent de teinte noir bleuâtre (substance grise, circonvolutions);

Méninges peu adhérentes;

Substance grise devenue rouge, rosée, injectée ;

Anciennes hémorrhagies et ramollissements multiples des deux lobes du cerveau.

Lobe droit. — Ramollissement à l'extrémité du ventricule latéral droit de la grosseur d'un œuf de pigeon.

Sortes de lacunes énormes multiples, rougeâtres. Au milieu d'elles des *anévrysmes* (noyaux extraventriculaire et intraventriculaire. Corps strié droit : Un autre *anévrysme* plus profond.

Ancien foyer, sous forme de nappe, jaunâtre, avec sorte de cicatrisation par membranes nouvelles, autour du ventricule latéral, partie postérieure.

Anévrysmes dans la substance blanche, près de la partie moyenne du ventricule latéral.

Un *anévrysme* miliaire se voit sur la face interne de la couche optique, et en l'incisant en longueur, on tombe dans la partie moyenne sur un foyer hémorrhagique, capable de loger un noyau de cerise, et dont la cavité est parcourue par des taches rouge foncé (cristaux d'hématoïdine nombreux).—

Il semble bien que ce soit la poche d'un anévrysme de même formation, rompu et enkysté.

Lobe gauche.— Foyer ocreux, de là grosseur d'une amande, jaune, avec parois indurées, substance blanche dans la partie moyenne et profonde du lobe sphénoïdal gauche.

Ancien foyer dans le corps strié gauche qui est comme coupé en deux parties de haut en bas, ayant amené, dans une étendue de 2 centimètres, une cicatrice jaune ocré résistante, avec produits solides, jaunâtres, et étranglant, pour ainsi dire, en deux lobes, le corps strié.

Autour, la paroi ventriculaire offre une membrane résistante plus solide que normalement, qui tapisse sa paroi, et qui semble être aussi une membrane d'ancien foyer.

Anévrysme sur la face interne de la couche optique.

Un anévrysme est trouvé dans une portion de substance grise du noyau extra-ventriculaire du corps strié, portion qui était assez dure à la coupe, rougeâtre, et rappelant la sensation du tissu sclérosé que l'on sectionne. Cet anévrysme, qui est appendu comme diverticule à deux vaisseaux très-athéromateux, est visible surtout au microscope ; il est arrondi, bien dur, et un de ces vaisseaux offre sur ses parois deux autres renflements de tout le calibre, ce qui lui donne l'*aspect moniliforme* (Voir planches).

Les extrémités des circonvolutions des lobes sphénoïdaux, surtout pour le lobe gauche, offraient un état de dureté notable qui contrastait avec l'état un peu mou du reste du cerveau ; dureté avec apparence de circonvolutions plus étroites et comme plus solides (section assez dure et sensation nette en faisant des coupes).

Le quatrième ventricule est très-injecté. Arborisations du plancher ; vers la partie médiane, vaisseaux dilatés.

Plus bas, à droite, vers l'origine du pédoncule cérébelleux inférieur, à 1 centimètre de la ligne médiane, au niveau des barbes du calamus, un *anévrysme* miliaire, bleuâtre, visible à l'œil.

Un autre *anévrysme* existait également à gauche, mais un

peu plus rapproché du cervelet, sur le trajet du pédoncule cérébelleux inférieur.

Les pédoncules cérébraux n'ont pas été très-complétement examinés, mais à la première vue, tous deux paraissaient très-étroits, comme rétractés, comme revenus sur eux-mêmes. Leur volume a paru notablement diminué, *rabougri*.

Une coupe de la protubérance montre aussi un état de rétraction notable de cette portion de l'encéphale, et, des deux côtés, on constate un état de sclérose qui paraît déjà avancé.

Il semble y avoir symétrie dans l'altération secondaire si apparente à la simple vue.

Le bulbe et la moelle allongée offraient une adhérence assez notable des méninges et des vaisseaux à leur niveau.

Il y avait un état réel d'altération médullaire superficielle et du tissu nerveux pris au niveau des pyramides antérieures montre une modification histologique manifeste; vaisseaux dilatés et athéromateux ; tubes plus rares; myéline sous forme de grosses gouttelettes, corps granuleux et graisse en grosses taches, mais surtout une immense quantité de *corps amyloïdes* (dégénérations cléreuses descendantes secondaires.)

COEXISTENCE D'ANÉVRYSMES MILIAIRES CÉRÉBRAUX ET D'ALTÉRATIONS VASCULAIRES GÉNÉRALISÉES (VAISSEAUX CAPILLAIRES ET VEINES).

C'est dans la même direction d'idées (recherches d'une manifestation générale probablement sous la dépendance d'une *prédisposition morbide* générale aussi) que nous soulignons simplement ce fait d'une femme de 86 ans (A. Hyacinthe C...) que nous vîmes le 20 janvier 1868, avec M. Vulpian, et qui présentait comme lésion cérébrale répondant à un état de démence, d'affaiblissement sénile, compliquant des phénomènes paralytiques de la face et du membre supé-

rieur, un *anévrysme* de l'*artère sylvienne coexistant*
avec quelques *dilatations anévrysmales* des *vaisseaux*
du *plexus choroïde.*

« L'artère sylvienne gauche est le siége vers la moitié de
« sa longueur, d'une petite dilatation en sac, de la grosseur
« d'un grain de chènevis.

« La membrane externe paraît seule conservée, renflée et
« contient dans l'intérieur de ce petit anévrysme, deux cail-
« lots de sang, peu volumineux, rouge noirâtre et durs.

« C'est donc un anévrysme de moyenne taille; une modifi-
« cation qui paraît analogue à un anévrysme, avec une for-
« me qui semble d'abord difficile à bien définir, existe à
« gauche dans les plexus choroïdes, non loin de la glande
« pinéale qui, elle, est saine; on s'est assuré plus tard, par un
« examen micrographique qu'il s'agissait bien là, de dilata-
« tions anévrysmales.

« Pas d'autres anévrysmes miliaires bien nets, mais *dilata-*
« *tion* signalée des vaisseaux; *elle est généralisée;* état de
« piqueté très-manifeste par places; dans d'autres points,
« existent de petites lacunes vasculaires de formes variées (1). »

(1) Je crois devoir placer ici le fait intéressant que j'ai vu
présenté à la Société anatomique en août 1867, par mon ami
Dr Habran, qui signalait « un *anévrysme double* de l'aorte
« et de la carotide gauche rencontré chez un homme ayant
« succombé presque subitement sans que, de suite, on ait
« pu rattacher sa mort à une cause bien nette.

« A l'autopsie, outre les anévrysmes ci-dessus indiqués on
« constata du côté du cerveau, un foyer de ramollissement
« dans la couche optique »

Malheureusement, on ne trouve point relaté d'examen
spécial des vaisseaux du foyer ou des parties voisines.

Le seul renseignement qui soit bien net, et qui a son importance, c'est qu'il y avait *état athéromateux généralisé des*
artères. (*Bulletin soc. anatomique,* juillet 1867, p. 542.)

Enfin comme exemple de *manifestation morbide vasculaire générale*, ne pourrait-on pas encore rapprocher des cas précédents le fait d'un homme qui succomba cette année (1869) à la Pitié (dans le service de M. Marrotte) à une hémorrhagie cérébrale, paraissant avoir été causée par la rupture de nombreux *anévrysmes miliaires*, que nous trouvâmes sur les parois de l'excavation cérébrale, et chez lequel nous constatâmes également une tendance à la dilatation vasculaire généralisée et un état scléro-athéromateux de tout ce système.

Or, de plus, il présentait des *tumeurs érectiles du foie*, dont l'une du volume d'une noix et superficiellement placée; les autres plus petites.

Je ne veux pas parler de ce fait, où l'altération pathologique semble s'étendre aux capillaires mêmes, sans le rapprocher d'un nouveau cas analogue que je viens encore d'être à même d'observer, lors d'une présentation à la Société anatomique, et dans lequel j'ai pu retrouver : des *anévrysmes miliaires* nombreux, causes d'une hémorrhagie cérébrale, chez un homme de 50 ans (trois foyers, hémisphère gauche et cervelet) (1); des artères cérébrales athéromateuses; enfin, *dans le foie, plusieurs tumeurs érectiles* (2) dont l'une surtout, mesurait le volume d'une noisette.

_____

(1) Ces pièces ont été présentées par nous à la Société anatomique, janvier 1868. (Voir aussi thèse de M. Durand, août 1868.)

(2) Les auteurs signalent la multiplicité des taches et des tumeurs érectiles de la peau.

V. Gautier et M. Broca les indiquent; elles sont notées

La pièce venait de l'hôpital Saint-Louis et était présentée par M. Lamblin (26 juin 1869).

Je ne sais si l'on attachera à des faits de cette nature l'importance que j'y attache dès à présent : suivant moi, elle est considérable ; et si c'est le nombre des cas, qui paraît encore insuffisant (1), je n'ai aucun doute, que, cherchés avec soin, ils ne deviendront avant peu, assez nombreux pour satisfaire les statisticiens les plus difficiles.

---

dans les leçons de M. Giraldès dans le service duquel M. Culot en a recueilli un remarquable exemple ; enfin, récemment M. Bourneville analysant ce point de la question, concluait ainsi : « Ces faits semblent indiquer que chez certains en- « fants, il y a une sorte de *prédisposition* à la *dilatation des* « *vaisseaux capillaires*, que l'on pourrait rapprocher de la « diathèse anévrysmatique sur laquelle M. H. Liouville a « attiré l'attention dans ces derniers temps. » (*Journal du mouvement médical* du 9 janvier 1870, n° 2.)

(1) Dans une autopsie, que faisait cette année (1870) M. Vulpian, d'une femme âgée, morte dans son service de la Pitié, et qui avait présenté quelques troubles intellectuels, nous pûmes constater avec lui des lésions tout à fait semblables : 1° Les *artères* étaient généralement *athéromateuses ;* 2° *trois tumeurs érectiles* très-nettes furent rencontrées dans le *foie* ; elles mesuraient à peu près le volume d'une cerise, et sans se toucher, n'étaient pourtant pas très-éloignées ; toutes les trois étaient superficielles. Enfin, en les recherchant avec soin, M. Nacquard put constater sur le cerveau, à l'état frais, de petits points noirâtres et rouges du volume d'un grain de poudre et un peu plus gros, appendus à des artérioles, et que nous vérifiâmes de suite avec le microscope, être de véritables petits *anévrysmes*.

Mais, ici, ce n'est pas surtout le numéro élevé, c'est l'interprétation complète et réfléchie du fait observé, qui me paraît surtout devoir entraîner la conviction.

J'ai bien aussi compris l'intérêt qu'il y aurait dans ces cas surtout, à approfondir la question des *altérations des veines*, en rapport avec les désordres spéciaux des artères. Il est en effet certaines lésions veineuses que l'on rencontre d'habitude aussi à l'âge avancé de la vie, et que j'ai souvent constatées chez les malades dont j'ai rapporté l'observation dans ce travail.

Dans un grand nombre de points du corps, il y avait, outre les *varices des membres,* des *dilatations variqueuses* multiples superficielles ou des altérations analogues dans la profondeur des organes; de plus il y avait souvent eu, ou il y avait encore des *hémorrhoïdes.*

Voilà donc des lésions vasculaires, assurément bien différentes comme siéges et comme systèmes, mais ayant de nombreux points de ressemblance, et rencontrées sur les mêmes sujets en des régions très-variées : n'est-on point autorisé à penser qu'elles dépendent d'une même cause commune qui, dans de certaines conditions pathologiques, rendrait tous les vaisseaux de l'économie aptes à se modifier facilement, dans un sens identique, mais toutefois bien entendu avec des physionomies propres à chaque organe, à chaque système et propres aussi aux dernières causes productrices?

N'est-on point tenté, en un mot, d'élargir plus encore le cercle de la question en l'appliquant à la fois à l'appareil vasculaire tout entier (artères, veines et vaisseaux capillaires); et de rendre pour ainsi dire plus générale même, la *loi de généralisation morbide*, que nous croyons avoir démontrée si évidente pour ce qui concerne le système artériel et quelques-uns de ses anévrysmes?

L'affirmation de cette formule répondrait bien à ce que je crois être la vérité, mais je n'ose la produire encore aujourd'hui aussi catégoriquement.

Dans une discussion de ce genre, il faudrait essayer également de rechercher quelle est, étiologiquement, cette cause générale qui influence notre économie, de telle sorte qu'elle amène dans l'appareil circulatoire tout entier une telle modification que par l'effet d'impressions différentes devenues causes immédiates, cet appareil important va dans un point se dilater, et se rompre dans un autre; offrir, ici, des épanchements enkystés qui, ailleurs, seront libres, ou des infiltrations dans les gaînes, se prêtant à une distension qui double parfois leur volume; de telle sorte, en un mot, que ses conduits artériels ou veineux, quel que soit leur calibre, finissent souvent par offrir dans leurs modifications pathologiques, une même apparence extérieure très-comparable : ainsi, nous citerons surtout la forme de *dilatation miliaire* arrondie, dure, bien limitée, qui représente extérieurement les lésions de l'anévrysme miliaire artériel et de la dilatation variqueuse des veines, lésions, du reste, qui, peuvent se rencontrer ensemble, comme nous en avons observé et cité plusieurs cas.

Ce serait assurément un vaste sujet de recherches. Mais nous n'en avons point encore rassemblé tous les éléments suffisants.

5

EXISTENCE D'ANÉVRYSMES MILIAIRES, ENCÉPHALIQUES DANS
DES CACHEXIES, DES DIATHÈSES ET DANS DES
MALADIES GÉNÉRALES.

Toutefois, c'est en poursuivant cette idée, qui vient
naturellement à l'esprit; c'est en étant pénétré de la
nécessité de rechercher, dans les limites du possible,
la grande cause étiologique, qui se dérobe d'autant
que nous nous arrêtons plus volontiers à l'observation
des traductions secondaires (d'habitude plus simples
et plus faciles à comprendre), que j'avais déjà noté ce
fait assez intéressant à mon sens : *des anévrysmes miliaires cérébraux* ont été vus dans des cas où il y avait
une *affection générale, profonde*, qui devait depuis
longtemps, quoique peut-être obscurément, faire sentir
ses effets morbides.

Dans ces cas, il ne s'agissait plus presque exclusivement des *vieillards*; c'était moins l'âge avancé de la
vie que l'état généralement altéré des organes, qu'il
fallait accuser.

Un certain nombre des cas, en effet, que j'ai pu observer cette année surtout (1869), à la Pitié, lorsque
j'avais l'honneur d'être l'interne de M. Marrotte (cas
d'hémorrhagies ou de ramollissements cérébraux avec
anévrysmes), avaient pour sujets des *adultes*, dont les
vaisseaux traduisaient déjà en eux-mêmes certaine altération générale, qui avait dû être *préparatoire*. Pour
ne prendre qu'un fait, par exemple : dans quelques
cas, l'alcoolisme si souvent à tort mis en cause, pou-

vait ici l'être assurément à juste droit. Il me sembla
qu'il en devait être ainsi de quelques autres *maladies*
générales, *cachexies* ou *diathèses* qui retentissent
d'habitude sur l'individu tout entier, et je poussais
mes recherches dans cette direction.

Elles parurent bientôt confirmer ce que j'avais prévu.

Et, dès aujourd'hui, avec des exemples très-nets où
l'on ne peut méconnaître l'influence morbide de la
cachexie cancéreuse, entre autres, je puis citer des
cas où, à différents âges, des altérations artérielles et
des anévrysmes miliaires encéphaliques, ont été rencontrés dans différentes maladies qui également semblent tenir, soit au début, soit à la fin de leurs cours,
l'individu tout entier sous leur dépendance morbide ;
par exemple, la *tuberculisation*, la *maladie de Bright*,
l'*alcoolisme*, l'*intoxication saturnine* et le *rhumatisme*,
enfin l'affection où s'observent les lésions quelquefois
si prononcées de la *paralysie générale progressive*. Les
faits me permettront peut-être d'ajouter à cette liste
la *goutte*, le *diabète*, la *syphilis*, la *leucocythémie* et
même *la grossesse*, qui, dans quelque cas, trahit d'une
façon si grave les désordres généraux qu'ont produits
les nouvelles conditions dans lesquelles se trouve placée, momentanément au moins, l'économie tout entière.

Je vais commencer cette énumération par la *cachexie
cancéreuse*.

CACHEXIE CANCÉREUSE.

Ainsi, dans ces dernières années, j'ai recueilli deux
observations dans lesquelles de nombreux anévrys-

mes miliaires cérébraux, les uns déjà anciens, les autres plus récents et véritables causes du désordre final du cerveau, se rencontraient chez des personnes atteintes d'un *cancer généralisé* (1).

1° On trouvera l'un de ces faits publié par moi avec détails dans le n° 38 de la *Gazette médicale de Paris* (19 septembre 1868).

Je n'en transcrirai ici que le résumé :

Service de M. Vulpian (1868).

Observations recueillies par H. L.

Femme A. F. B..., 57 ans... (Salpêtrière.)

Cancroïde infiltrant et ulcérant du col et du corps utérin ;

Oblitération, puis rupture d'un des uretères ; Hydronéphrose de ce côté ;

Hémiplégie gauche ancienne ;

---

(1) Je ne ferai que relater ici, ces *hémorrhagies* qu'on rencontre dans quelques espèces de *Carcinômes*, qui ont reçu le nom d'*erèctiles* ou d'*Hématodes*.

Ces tumeurs peuvent, en se généralisant, se rencontrer dans la substance cérébrale, et même y occasionner des *foyers apoplectiques* ; mais quoiqu'ils soient dus à des *dilatations anévrysmales* des vaisseaux capillaires, ils sont, on le comprend, d'une nature toute spéciale.

J'ai eu ces jours derniers (mai 1870) l'occasion d'en étudier, avec mon ami *G. Peltier*, un exemple des plus nets, rencontré dans le service de M. le Dr Marrotte, chez un homme de quarante ans environ, qui présentait ces variétés de manifestations hémorrhagiques, dues à des vaisseaux altérés et mal soutenus, au milieu de tumeurs multiples cancéreuses, constatées dans le cerveau, les poumons, la rate, les reins et un grand nombre de ganglions.

Nouvelle attaque cérébrale ;
Différence dans la température des membres ;
Différence dans la coloration du sang des deux côtés ;
Phénomènes croisés ;
Déviation conjuguée des globes oculaires. Mort.

Autopsie.

Lésions déjà indiquées des organes génito-urinaires.
*Encéphale : Plusieurs anévrysmes, miliaires, d'âges diffé-
rents,* répartis çà et là dans l'écorce grise des circonvolu-
tions cérébrales.
Néo-membranes très-vasculaires des deux côtés de la face
du cerveau (dure-mère).
État athéromateux très-prononcé des vaisseaux de l'hexa-
gone artériel.
Nombreux petits foyers ocreux et lacunes (anciennes hé-
morrhagies?)
Traces de ramollissements anciens, superficiels et pro-
fonds.
Ramollissement plus récent.
Zones d'apoplexie capillaire.

2° Le second exemple, non moins remarquable, n'a-
vait point été encore publié ; le voici.

HOPITAL DE LA PITIÉ.
Service de M. le docteur Marrotte.

Observation recueillie par M. Liouville, interne de service.

Année 1869. Salle du Rosaire, n° 10.
Marguerite L..., 51 ans.
Entrée le 15 mars 1869. — Morte le 28 mars 1869.

RÉSUMÉ SPÉCIAL A LA QUESTION.

Rétrécissement ancien du rectum (cancéreux); état cachectique très-prononcé.

Etat scléreux de quelques artères superficielles, attaque brusque apoplectiforme.

Hémiplégie surtout à gauche; désordres également à droite. Aphasie. Aggravation. Mort.

Autopsie.

Vaisseaux de la base un peu scléro-athéromateux.

Anévrysmes miliaires cérébraux (superficiels) et *cérébelleux* (profonds).

Ramollissements superficiels. Anévrysmes miliaires, au milieu des parties ramollies des circonvolutions. Néo-membranes extra-méningées.

Cette malade nous dit avoir un rétrécissement du rectum pour lequel elle fut traitée, il y a deux ans, dans le service de M. Laugier, à l'Hôtel-Dieu. Au toucher, on trouve à quelques centimètres de l'anus (3 à 4 centim. à peine) :

Une tumeur obstruant le canal, et probablement de nature cancéreuse, et incurable.

La pulpe de l'index est de suite pincée dans un rétrécissement qui paraît circulaire.

Les troubles fonctionnels sont une constipation fréquente, qui cède à l'action des lavements.

La teinte cachectique est très-prononcée ; la malade a *l'apparence de la vieillesse avancée.*

Les artères radiales, indurées, résistent fortement sous le doigt.

Quelques jours à peine après son entrée à l'hôpital, au moment de la visite, on trouve la malade frappée de paralysie. A *la face*, hémiplégie du côté droit commençante ; le sillon naso-labial droit n'est pas effacé, mais il est plus rapproché de la ligne médiane que celui du côté gauche.

Les bords de la commissure labiale droite sont contigus ; ceux de la gauche sont écartés.

La joue droite est déjà affaissée ; celle de gauche est plus saillante par la contraction des muscles de ce côté, qui ont perdu leur antagonisme.

La langue, tirée hors de la bouche, ne paraît pas sensiblement déviée ; mais au dedans de la cavité buccale, elle est infléchie à gauche.

Les narines paraissent également dilatées.

L'artère temporale paraît athéromateuse (elle est flexueuse et dure).

La tête est penchée sur l'épaule gauche et dans la rotation, par suite de la contraction des muscles de la région postérieure du cou, splénius, trapèze, en avant par la contraction du sterno-cléido-mastoïdien.

Du côté des membres, il y a de la perte de la contractibilité, surtout du côté gauche, et même un peu de contracture.

Le bras gauche est pendant près du tronc, tandis que le bras droit reste fléchi sur la poitrine.

La jambe gauche est aussi sans mouvement.

La droite répond encore un peu au pincement de la peau, et se porte sur la gauche, comme pour la protéger, quand on vient à pincer cette dernière.

L'action réflexe, sous l'influence du chatouillement de la face plantaire, est plus grande à droite qu'à gauche.

Impossible de rien obtenir sur les autres antécédents.

La malade prononce quelques syllabes incompréhensibles en réponse à quelques questions. Il y a une sorte d'*Aphasie*.

En résumé, hémiplégie des membres du côté gauche, plus marquée qu'à droite.

Hémiplégie faciale droite, qui n'est plus douteuse le lendemain, d'après l'effacement du sillon naso-labial droit, la flaccidité de la joue droite, soulevée pendant l'expiration, comme dans l'acte de *fumer la pipe*. La narine droite se ferme dans l'inspiration.

Les pupilles sont cachées sous les paupières; et les yeux, tournés à gauche comme la tête, sont le siége de nystagmus, dans le sens transversal de gauche à droite et de droite à gauche : ce mouvement est tantôt lent, tantôt rapide. Les pupilles sont égales.

La respiration est stertoreuse, fréquente (60 par minute); mais irrégulière ou décroissante. Après une série de respirations, qui diminue de plus en plus de rapidité, il y a un intervalle de repos où la respiration est silencieuse. Puis la série recommence.

Le pouls est à 110, sec, vibrant.

Les battements du cœur sont précipités.

Agonie, respiration stertoreuse.

Déviation conjuguée, vers la droite non-absolue.

La déviation cesse par moments; oscillation latérale des yeux moins forte à l'œil droit. L'œil gauche se remue mieux; pupilles plutôt égales; peu de tendance à la rétraction; toutefois, celle de gauche se rétracte mieux que celle de droite.

Pouls, 122.

Temp. 40°,8 (axill).

Temp. *centrale* 41°,2 (vag.).

Resp. 60.

Sueur sur la face.

Paupières fermées à demi.

Tête inclinée et en rotation à gauche.

Choc de la pointe du cœur sur la paroi du thorax, très-énergique.

Mort le 28 *mars.*

Autopsie faite le 29 *mars* 1869 (1).

Rigidité cadavérique prononcée, paraît plus considérable à droite qu'à gauche; à droite, les doigts sont plus fortement fléchis dans la main. Les pupilles sont égales et dilatées. Les yeux ne sont plus en strabisme.

Cavité crânienne. — Crâne moyen, dur, un peu blanchâ-

---

(1) A cette autopsie, assistaient MM. Ménard et Planteau.

tre. L'encéphale est pâle. On remarque que les vaisseaux veineux sont un peu gorgés de sang et par places, surtout à droite, il y a une petite vascularisation en pinceau, qui paraît produite par quelques néo-membranes intra-méningées.

Dans la face inférieure du cerveau, une pâleur générale considérable, rappelant la teinte anémique. Cette pâleur est sillonnée en certains endroits de petits réseaux vasculaires assez fins et nombreux.

La sensation au toucher est celle d'une mollesse générale. La pâleur anémique se retrouve du reste sur les méninges du cervelet et de la protubérance. Les vaisseaux de la base sont un peu scléro-athéromateux. Dans le bulbe, l'olive droite paraît plus petite que l'olive gauche. La pâleur anémique se retrouve également dans les coupes du bulbe et de la protubérance, au milieu de laquelle est une petite lacune du côté gauche, de teinte ocrée. Une autre du côté droit de même teinte.

Sur la ligne médiane, se trouve un vaisseau un peu dilaté, quoique anémié; il porte un *anévrysme miliaire*.

Tout le système de l'artère sylvienne gauche est athéromateux. Des caillots l'oblitèrent en partie, mais ils paraissent récents et ressemblent aux caillots d'agonie.

A gauche, en enlevant les méninges, on voit qu'on ulcère les circonvolutions depuis la troisième jusqu'à la partie occipitale extrême, où la lésion est plus prononcée et l'ulcération plus profonde. L'altération semble suivre une zone qu'on peut représenter par une bandelette allant de la partie postérieure à la partie antérieure, et suivant une direction parallèle à la faux du cerveau, à deux travers de doigt de cette même faux.

Les parties ainsi ulcérées offrent l'aspect de la déchirure, du ramollissement, semi-rouge, semi-blanc. Toutefois, il n'y a point de grande vascularisation tout autour, ni de ligne de démarcation bien nette; pas de piqueté hémorrhagique, pas de pointillé à teinte hortensia.

Dans des coupes faites dans le reste du lobe, on trouve

l'état anémique très-prononcé. En différents points du corps
strié existent d'anciens petits foyers lacuneux de la grosseur
d'un grain de millet. Lobe droit, athérome du système artériel, dépendant de l'artère sylvienne. En enlevant les méninges, on ulcère également des parties considérables de
substance grise dans une même direction, antéro-postérieure
à deux travers de doigt de la faux du cerveau, et on l'obtient
ainsi des ulcérations de parties cérébrales, ramollies, donnant
une teinte de pulpe blanc jaunâtre, légèrement nuancée de
rose, mais aussi sans hémorrhagie ni ligne de démarcation
bien nette. Près des parties ulcérées, à quelques millimètres sur la crête des circonvolutions, on distingue très-nettement des points de la grosseur d'une tête d'épingle, brun
rouge, ne disparaissant pas par le lavage, un peu saillants
(ce sont des *anévrysmes miliaires*).

Dans différentes coupes, on trouve la même pâleur générale. Dans le corps strié, lacune jaunâtre; rien d'apparent à
l'œil nu dans la couche optique. Dans une coupe du *cervelet*,
on a trouvé un *anévrysme miliaire*.

Cœur. — Assez volumineux, surtout le gauche, qui est
très-hypertrophié dans ses parois et dans sa cavité. La
pointe du cœur est formée exclusivement par le cœur gauche, le cœur droit, au contraire, remontant très-haut. La
valvule mitrale offre un rétrécissement constitué par la dureté d'une partie de la valvule et des cordages transformés
en masses épaisses, résistantes, indurées sur l'anneau mitral, production assez épaisse en forme de crête de coq ;
végétations, de couleur jaune gris, à sommet et à crêtes
rouges, et comme ulcérées.

Dans le cœur gauche, traces nombreuses d'endocardite.
Le cœur droit est comme refoulé et offre des dimensions
tout à fait *fort petites*. L'oreillette est relativement plus
dilatée, ainsi que les orifices veineux. (Voir Mensuration du
cœur.)

Poumons. — Dans les deux poumons, traces de *congestion*
et d'*engouement* sans hépatisation bien nette.

Cavité abdominale. — La rate semi-dure. Les reins durs, très-atrophiés, maladie de Bright à la période atrophique avec état mamelonné très-prononcé. Dans certaines places, apparition d'une partie de la substance corticale, remplacée par des zones d'apparence rougeâtre couvertes de petites granulations comme chagrinées (cicatrisation d'infarctus?).

Foie. — Rien de spécial; la bile a une couleur verdâtre très-épaisse.

Dans le petit bassin, ancienne péritonite ayant réuni presque tous les organes par des masses épaisses et résistantes (cancer du rectum au niveau du rétrécissement). Ulcérations de la muqueuse à 0,08 au-dessus et au-dessous (1) du rétrécissement. État ardoisé de cette même muqueuse. Ulcérations qui vont communiquer avec des poches creusées autour de l'utérus et qui contiennent des matières sanieuses puriformes, fistules nombreuses, communications artificielles ainsi établies, masses condylomateuses à la marge de l'anus.

Mensurations du cœur.

Aorte.	8ᶜᵗ1/2
Anneau aortique (bord libre).	8 1/2
— — (bord adhérent). . .	7 1/2
Un centimètre au-dessous de l'aorte.	8 3/4
Hauteur du cœur	10 1/2
Épaisseur	3 1/2
Cœur droit (artère pulmonaire). . . .	9
Hauteur du 'cœur droit (ventricule). .	7 1/2

(1) Voir pour faits analogues, publiés depuis le Mémoire de M. Gosselin :

Observations de rétrécissements du rectum. (Charité, service de M. Velpeau et de M. Gosselin, 1867), par Liouville. (Bulletins de la Société anatomique, 1867, planche).

De plus, j'indique, pour qu'il n'y ait pas de double emploi, que ce fait paraîtra probablement dans un travail que préparent MM. *Malassez* et *Pean*.

Je ne doute point que le nombre de ces faits recherchés avec soin se multipliera, et du reste, l'on
connaissait déjà, une observation analogue de M. Vulpian, relatée complétement dans la Thèse de M. Bouchard.

Elle a pour titre : « Ictère par rétention biliaire,
« 'produite par un cancer des voies biliaires. — Hé-
« morrhagie cérébrale. — Anévrysmes miliaires.

« Artères de la base, légèrement athéromateuses (pla-
« ques d'athérome colorées en jaune comme tous les
« tissus, méninges (cerveau, cervelet), ainsi que les
« foyers hémorrhagiques profonds. »

Il s'agissait d'une femme âgée de 62 ans, morte le
10 octobre 1866 (1).

---

(1) M. Bouchard accompagne cette observation des réflexions suivantes :

« Nous croyons avoir établi que l'hémorrhagie cérébrale
« des vieillards, celle qui est de beaucoup la plus fréquente,
« reconnaît pour cause la rupture d'anévrysmes développées
« sur de petites branches artérielles malades.

« Mais nous ne voudrions pas prétendre qu'il ne puisse
« pas se produire chez les vieillards d'autres hémorrhagies ;
« celles qui se lient aux altérations du sang, en particulier,
« nous paraissent devoir faire exception, et cependant on
« voit que dans l'observation que nous devons à l'obligeance
« de M. Vulpian, une hémorrhagie cérébrale, liée à un ictère
« fébrile, consécutif à un cancer des voies biliaires, s'est
« encore effectuée par l'intermédiaire d'anévrysmes miliaires
« dont cette femme était certainement atteinte depuis long-
« temps.

« Les troubles circulatoires constatés pendant la vie ex-
« pliquent parfaitement que la rupture des petites poches
« anévrysmales ait coïncidé avec les autres accidents graves
« de l'ictère. »

CACHEXIE TUBERCULEUSE.

Je vais maintenant transcrire complétement l'autopsie d'un malade âgé de 33 ans, qui mourut avec une cachexie prononcée, un état de phthisie des plus notables, survenu après une *tuberculisation* qui remontait à plusieurs années :

Jean R...., 33 ans, (Pitié, salle Saint-Athanase, n° 20. Mort le 10 janvier 1869.)

Autopsie, faite le 12 janvier 1869, par H. Liouville, interne du service de M. le docteur Marrotte.

Cavité crânienne. — Crâne assez dur. A la face interne quelques petites ecchymoses.

Cerveau. — Suffusion séreuse, abondante par îlots, existant dans les mailles de la pie-mère, qui, par places, est très-injectée. Le tissu du cerveau est dur, mais la substance blanche assez pâle, peu injectée, et s'étire *comme de la pâte de guimauve.* Les méninges s'enlèvent sans exulcérer la substance grise. Dans plusieurs points de cette substance grise du *lobe droit*, à la partie postérieure, existe, sur les circonvolutions, un petit piqueté rouge en forme d'îlot de la grandeur de 3 centimètres, et traduisant une petite hémorrhagie de peu d'intensité. Rien dans différentes coupes du cerveau, du cervelet ou de la protubérance. Les olives sont très-dures.

Du côté droit, sur la face externe de la pie-mère, une dilatation arrondie assez bien limitée, sur le parcours d'un vaisseau; elle ne disparaît pas par l'eau; elle ressemble à un anévrysme.

Le microscope montre en effet qu'il s'agit d'un *anévrysme miliaire;* les deux parties de vaisseau afférentes et efférentes de cet anévrysme sont remplies d'une masse gris noirâtre qui semble avoir oblitéré tout le parcours du vaisseau.

Même apparence pour l'anévrysme lui-même.

Cavité thoracique. — Adhérence considérable des plèvres.

Adhérence des poumons, principalement à droite et au sommet. Sérosité dans la cavité du péricarde.

Cœur. — Consistance de mollesse, non friable. Pas de rétrécissement sous-aortique. Pas de rétrécissement aortique.

Poumons. — Poumon *droit.* Au sommet, tuberculisation dans toute l'étendue avec cavernes, pneumonie chronique et *gangrène pulmonaire* caractérisée par la transformation du poumon en détritus verdâtres, à odeur prononcée, se présentant parfois sous formes d'îlots irréguliers, sphacelés, entourés, quelques-uns, de petites zones rougeâtres. L'odeur de toutes ces parties rappelle celle de la gangrène. Les ganglions sont tuméfiés, indurés, volumineux. Les bronches épaissies; leur membrane muqueuse a une couleur un peu verdâtre et présente par places, de petites ulcérations. Le poumon n'est perméable que dans son tiers inférieur.

Poumon *gauche.* Dans toute son étendue, il est farci de tubercules, se présentant sous forme de petits îlots de granulations grises, développées au milieu d'un tissu pulmonaire, très-emphysémateux, surtout quand les granulations sont isolées, mais s'indurant et s'hépatisant lorsqu'elles deviennent plus nombreuses, à tel point que par places elles forment un tissu dur qui tombe au fond de l'eau. Au sommet existait une caverne de la grosseur d'une mandarine, remplie d'un détritus gris rougeâtre à odeur un peu prononcée. Vers la base se trouvaient des dilatations bronchiques remplies de pus et formant de petits abcès.

Cavité abdominale. — Rien dans le foie, qui est peu graisseux. La bile est jaunâtre; rien dans la vésicule.

Reins. — Rien de notable.

Rate. — Volumineuse, dure, congestionnée à la coupe.

Estomac. — Rien de spécial.

Intestins. — Ulcérations dans le duodénum, dès la valvule pylorique. Non loin de ces ulcérations, petites masses blanchâtres, probablement tuberculeuses. Quelques ulcérations sont rouges, très-injectées, érodant la muqueuse, une partie de la musculeuse, mais n'ayant point perforé le péritoine qui, à leur niveau, est injecté, un peu froncé, et présente de petites granulations grisâtres de la grosseur d'un tête d'épingle, formant sur la face péritonéale des dessins en forme de lignes irrégulières qui suivent la direction des vaisseaux. Les tubercules, soit sous forme de petites masses jaunâtres, soit sous forme d'ulcérations isolées ou agglomérées, vont en augmentant jusque vers la valvule iléo-cœcale. A ce niveau les lésions sont tellement fortes qu'elles ont détruit la valvule iléo-cœcale, qui n'offre plus à ce niveau qu'un boursouflement rougeâtre, mamelonné, ulcéré. L'orifice de l'appendice iléo-cœcal est également altéré. Il est considérablement augmenté, à tel point qu'il laisse pénétrer le doigt. Tout son calibre est augmenté dans cette proportion. L'intérieur est tapissé d'ulcérations tuberculeuses, et le péritoine lui-même, à sa partie externe, est très-injecté, rugueux, offrant des altérations analogues à celles des points intestinaux où existent des tubercules.

Des lésions pathologiques analogues peuvent occuper d'autres vaisseaux que ceux du cerveau ; ainsi dans deux des cas de *méningite cérébro-spinale tuberculeuse*, observés par moi, chez l'*adulte*, en 1869 et 1870, à l'hôpital de la Pitié, j'ai rencontré, en examinant le fond de l'œil, des altérations des vaisseaux rétiniens qui m'ont paru importantes à noter et intéressantes à rapprocher des lésions vasculaires cérébrales, que j'avais signalées également chez d'autres tuberculeux.

Ces modifications consistaient en :

Dilatations énormes des vaisseaux, par l'engorgement du sang, qui distend irrégulièrement les conduits, leur donne des apparences bosselées, et rend inégales leurs parois ;

Ecchymoses multiples, de grandeurs différentes, placées sur le trajet des conduits ainsi altérés ; elles sont diversement disséminées ;

Enfin, dilatations ampullaires bien circonscrites, *ané-vrysmes pariétaux*, constatés sur les vaisseaux rétiniens.

Les premières altérations se reconnaissaient de suite à une simple inspection; mais pour ces dernières (les *dilatations anévrysmales*), si déjà, à l'œil nu et avec une loupe, on distinguait sur le trajet du vaisseau gorgé de sang une petite masse un peu arrondie paraissant bien être sur la paroi du vaisseau, toutefois on ne la déterminait nettement qu'avec le microscope.

Autour d'elles, existait comme une zone jaunâtre ecchy-motique, à peu près arrondie aussi, bien qu'elle fût moins régulière que le point central plus foncé.

Arrivons maintenant à la maladie de Bright.

MALADIE DE BRIGHT.

Sans qu'il nous soit encore possible de dire par quel mécanisme s'opère l'*hémorrhagie cérébrale* dans l'*albuminurie*, il nous a paru cependant très-intéressant, pour cette question encore à l'étude, de relater ici plusieurs cas où des *anévrysmes miliaires multiples* ont été rencontrés dans les foyers sanguins encéphaliques de malades qui, depuis quelque temps, étaient atteints de l'*affection de Bright*.

Ce n'est pas une interprétation que je propose à la place de celle de Kirke (1) et de Traube (2), ni de celles de Barlow (3) ou de Todd (4); je me borne aujour-

---

(1) S. Kirke's *Médical Times and Gazette*, 1855.

(2) Traube. *Ueber den Lusammenhang von Herz und hieren Kraukheiten*. Berlin, 1856.

(3) Barlow. *A Manual of the practice of medicine*. London, 1856.

(4) Todd.

d'hui à résumer uniquement des faits où se trouvent notées des altérations artérielles spéciales, inconnues à cette époque, des distingués auteurs cités plus haut.

C'est un élément de plus que j'introduis seulement dans la question, et ma prétention, qu'on en soit sûr, n'est point de l'avoir résolue.

Plusieurs fois, en effet, aux autopsies des malades qui succombaient à l'affection dite de Bright, à l'hôpital de la Pitié, en 1869, et qui avaient offert des accidents cérébraux plus ou moins intenses, on voulut bien me faire examiner les parties atteintes de l'encéphale, et il me fut plusieurs fois facile, ayant constaté des altérations scléreuses ou scléro-athéromateuses des vaisseaux, de préparer de vrais anévrysmes miliaires et des dilatations moniliformes rencontrés sur les artérioles soit du caillot, soit des parties voisines.

Ces faits devaient frapper assurément, et j'eus bientôt l'occasion de voir confirmer ces premières remarques par des observations analogues présentées à la Société anatomique.

Sur des pièces apportées par M. Landrieux, alors interne de M. Gubler à Beaujon, nous constatâmes très-nettement, ensemble, des anévrysmes miliaires trouvés par lui, dans le foyer d'hémorrhagies cérébrales, survenues chez deux albuminuriques.

Enfin, mon ami M. Hallopeau, a fait le 10 janvier 1870, l'autopsie d'un homme âgé de 47 ans, qui succomba à la Riboisière, dans le service du docteur Millard, à une maladie de Bright, compliquée d'anasarque et d'hydrothorax. La mort fut subite.

L'examen nécroscopique montra une altération

6

brightique des reins, très-manifeste, déjà au 5° degré.

La *protubérance* était comme *coupée* eu deux par une *hémorrhagie*. Le foyer avait détruit la plus grande partie du bulbe et des pédoncules. On constata *plusieurs anévrysmes miliaires* dans les circonvolutious. Un anévrysme de même forme et de même grandeur était dans le cervelet.

L'examen histologique montra une multiplication évidente des noyaux dans les capillaires voisins du foyer. Elle était considérable, surtout pour la tunique adventice et la tunique externe. Un certain nombre d'artérioles offrait l'état graisseux; il y avait de plus hypertrophie du cœur et end-aortite prononcée.

Ces premiers faits suffisent pour rae permettre de passer maintenant à l'*alcoolisme*.

ALCOOLISME.

On a tellement accusé l'alcoolisme d'être la cause d'un grand nombre de maladies que, quoiqu'il mérite peu d'égards, j'hésite encore à le charger des lésions spéciales du système artériel que nous étudions actuellement.

Et cependant, recherchant les conditions qui mettent l'économie en un état morbide, capable de préparer ou de produire des anévrysmes, je ne puis négliger d'accuser un agent qui la mine sourdement, quotidiennement; faisant au début son œuvre à bas bruit, et plus tard, quand l'habitude a conquis fatalement son terrain, éclatant par des manifestations multiples, sérieuses, qui trahissent souvent, alors seulement, et alors trop tard aussi, la profondeur des désordres accomplis.

Or, un grand nombre de ces désordres portent sur le système vasculaire, et, si différentes qu'en soient les traductions, il n'en est pas moins vrai que des *accidents cérébraux* dus à l'alcoolisme ont coexisté avec la présence d'*anévrysmes miliaires encéphaliques.*

C'est cette seule liaison que je veux souligner ici, les faits en mains.

Dans une de nos dernières observations (Jules V..., 53 ans, mort le 23 juillet 1869, après une série de petites attaques légères d'abord, puis plus sérieuses, et finalement mortelles), nous voyons notée l'habitude alcoolique et les altérations artérielles, comme aussi les anévrysmes miliaires encéphaliques et les hémorrhagies cérébrales.

Plusieurs autres observations renferment de pareils enseignements.

Parmi les plus notables, à divers points de vue, doit se placer le fait présenté, en janvier 1869, à la Société de biologie par MM. Bouchereau et Magnan, et qui est un des nouveaux exemples remarquables de *diathèse anévrysmatique généralisée* (1).

---

(1) Dans ce cas, MM. Bouchereau et Magnan observèrent également des lésions des rétines, analogues à celles que nous avions déjà présentées également à la Société de Biologie (octobre 1868.) « Dans les rétines, disent-ils, on « rencontre plusieurs foyers hémorrhagiques; un certain « nombre de vaisseaux étudiés au microscope apparaissent

En tête du résumé ainsi conçu, on voit de suite, l'alcoolisme mis en cause.

« Alcoolisme chronique avec accès subaigu.

« Attaques épileptiformes, un an après l'entrée à l'asile.

« Attaque apoplectiforme en dernier lieu.

Autopsie :

« Hémorrhagies cérébrales. — *Dilatation anévrysmale* dans le cerveau.

« Hémorrhagies rétiniennes, avec *anévrysmes miliaires* de la *rétine*.

« Pachyméningite Rachidienne.

« bosselés, irréguliers ; d'autres sont dilatés, soit dans une « portion de la périphérie, soit dans toute l'étendue du pour-« tour du vaisseau ; quelques-uns se montrent avec les ca-« ractères très-nets des anévrysmes miliaires décrits par « MM. Charcot et Bouchard dans leurs travaux sur la patho-« génie de l'hémorrhagie cérébrale ; les parois des vaisseaux « sont épaissies, les noyaux de leurs tuniques ont subi une « multiplication évidente.

« Ainsi dans la rétine, on voit des hémorrhagies, des di-« latations anévrysmales et des anévrysmes avec la forme « miliaire.

Mais ce qu'il y a de très-intéressant encore à mon sens, c'est que ces observateurs relatent « avoir, pendant la vie , « à l'ophthalmoscope, aperçu sur le trajet d'un vaisseau plu-« sieurs petites granulations, dont le contour se continuait « d'une façon précise avec les parois artérielles. »

Je donnerai plus loin complétement une autre observation que j'ai recueillie tout récemment (février 1870), et où cette coexistence des anévrysmes de la rétine avec des anévrysmes cérébraux, est des plus saisissantes ; mais là encore, ce ne fut qu'à l'autopsie que j'en pus faire la preuve, la malade n'avait point été soumise pendant la vie à l'examen ophthalmoscopique.

Il s'agissait d'un homme de 58 ans, maréchal ferrant, qui depuis quelques années faisait des excès alcooliques, et qui, à son entrée à l'asile, à la suite d'une scène d'agitation violente dans un café, présentait « tous les caractères d'un accès maniaque de nature alcoolique. »

Tout récemment (mars 1870) M. Landouzy a bien voulu me confier l'examen d'un foyer d'hémorrhagie cérébrale, survenue chez un homme très-alcoolique, âgé de 48 ans, dont il présentait les pièces pathologiques à la Société anatomique.

Je résume cette observation, qui apportait une nouvelle preuve de ce j'avançais plus haut.

« P... Edouard, 48 ans, tourneur, entré le 25 mars, à l'hôpital Saint-Louis (service de M. le Dr Guibout), salle Saint-Charles, est amené pour une paralysie complète du côté droit et meurt le 30 du même mois.»

« Les renseignements très-précis recueillis sur lui, l'ont représenté comme adonné fortement aux excès alcooliques. »

L'autopsie est faite le 1er avril par un temps sec et froid.

Rigidité cadavérique prononcée.

Cavité crânienne. — Méninges relativement peu injectées. L'hémisphère cérébral gauche semble un peu plus volumineux que le droit : il renferme un caillot mou, noirâtre, du volume d'une noix, caillot circonscrit par une paroi irrégulière, déchiquetée, formée par le corps strié et la couche optique (1).

_____

(1) En examinant avec M. Landouzy ces parties à l'état frais, nous avons constaté ensemble plusieurs anévrysmes, que nous déterminions très-nettement avec le microscope et dont la plupart semblaient récents, et en véritable fonction hémorrhagique.

Le ventricule latéral gauche et le ventricule moyen sont pleins d'un liquide sanguinolent. L'hémisphère droit est sain ainsi que la protubérance, les pédoncules, le bulbe et le cervelet.

Les vertébrales, le tronc basilaire pas plus que les artères cérébrales ne semblent, à une simple inspection, athéromateuses (1); les vaisseaux qui naissent de l'hexagone de Willis, ont une teinte pelure d'oignon assez accusée.

Cavité thoracique. — Le cœur est volumineux. Dépôt graisseux assez abondant au niveau de la base du cœur, de l'auricule droit et du trajet des coronaires.

L'hypertrophie assez considérable porte uniquement sur le ventricule gauche.

L'aorte et les vaisseaux qui en naissent ne présentent ni plaques scléreuses ni athéromes.

Les poumons, libres d'adhérences, sont congestionnés dans leur lobe inférieur.

Cavité abdominale. — Les parois abdominales sont épaisses : le tissu cellulo-adipeux est très-abondant.

Le mesentère et l'epiploon sont surchargés de graisse.

Le foie, de volume normal, n'est ni gras ni cirrhotique.

L'estomac est petit : sa muqueuse est grisâtre, ferme, épaisse et présente des plis longitudinaux aussi nombreux que saillants. Ces plis qui ont de $0^m,004$ à $0^m,006$ d'épaisseur et au moins 0,01 de hauteur, sont couverts d'un mucus filant et jaunâtre.

Rien à noter dans le reste du tube digestif.

Les reins considérablement atrophiés (le rein droit pèse 85 gram., le gauche 92 gram.) sont chagrinés, granuleux. La substance corticale a presque entièrement disparu. (L'urine donnait un précipité albumineux par la chaleur et par l'acide nitrique.)

---

(1) Au microscope, les vaisseaux de l'encéphale et des méninges que j'ai examinés m'ont tous paru atteints d'un état déjà avancé de *dégénération graisseuse.*

Enfin il nous paraît très-important encore, et à bien des égards (surtout à cause de l'âge et de l'étiologie), d'enregistrer le fait suivant, dont on doit l'examen à M. Bouchard, qui le résume ainsi :

« B..., âgé de 20 ans, admis à l'hospice de Charenton pour « une semi-imbécillité. Ce jeune homme, qui *s'adonnait* « *aux boissons alcooliques*, était atteint d'une hypertrophie du « cœur. Après un repas copieux, il s'affaisse subitement; on « constate une perte absolue de la sensibilité et du mouve-« ment; la face est d'une pâleur livide, la respiration embar-« rassée, les battements cardiaques énergiques : il meurt sans « convulsions vingt minutes après l'attaque, le 4 avril 1867.

« On trouve une hémorrhagie qui a labouré la couche op-« tique et le corps strié du côté gauche, et qui a fait irrup-« tion dans les ventricules ; le caillot se poursuit jusque dans « le quatrième ventricule. Les artères de la base présentent « quelques plaques molles blanchâtres. Le cœur offre une « hypertrophie concentrique énorme; les valvules sygmoïdes « sont légèrement scléreuses, mais sans lésion de canalisa-« tion. — On n'a pas examiné les autres organes. »

Les pièces relatives à ce cas furent présentées à la Société anatomique par M. *Brémond* (1867), et une portion du cerveau fut confiée à M. le Dr *Bouchard*, qui y reconnut, indépendamment d'une péri-artérite scléreuse très-prononcée, la présence de *plusieurs anévrysmes miliaires*, dont quelques-uns très-volumiueux.

Les faits auxquels je viens de faire allusion n'ont rien qui surprendront ceux qui ont été habitués à trouver, dans les *Travaux sur les anévrysmes*, que l'abus des boissons alcooliques était une des causes le plus fréquemment invoquées dans l'étiologie de ces altérations.

On lira avec le plus grand intérêt la discussion à
laquelle s'est livré à cette occasion M. Broca, dans son
beau *Traité des anévrysmes*. Sans accuser le seul
alcoolisme (1), et presque en trouvant que les preuves
invoquées contre lui ne sont pas suffisantes, M. Broca,
n'en constate pas moins que « la Grande-Bretagne est
« de tous les pays du monde celui où les anévrysmes
« sont les plus fréquents, et que les États-Unis oc-
« cupent le second rang. »

Or la consommation quotidienne et à hautes doses de

---

(1) Des documents rassemblés par M. Broca et extraits,
la plupart, du travail de M. Crisp, semblent établir que la
prédisposition aux anévrysmes ne dépend pas seulement du
climat et des habitudes, mais serait influencée notablement
par la spécialité des races humaines.

Quoique les anévrysmes soient fréquemment observés
aux États-Unis d'Amérique, on a remarqué qu'ils sont rares
chez les nègres et dans les familles blanches qui sont fixées
depuis longtemps dans le pays. En revanche, ils sont très-
communs sur les émigrants qui viennent de l'Angleterre ou
de l'Irlande.

On sait que la statistique place, pour ces maladies, ces
deux pays parmi les premiers.

Au Canada, prétend-on encore, les anévrysmes sont rare-
ment rencontrés.

« M. Weber, placé à la tête du service chirurgical de l'émi-
« gration coloniale aux Indes-Orientales, a visité l'hospice
« des indigènes de Bombay, interrogé un grand nombre de
« médecins et de chirurgiens de l'Inde-Anglaise, et il résulte
« de l'espèce d'enquête à laquelle il s'est livré, que les *ané-*
« *vrysmes* et même les maladies de cœur sont à peu près *sans*
« *exemples* parmi les naturels du pays. »

l'alcool est habituelle dans ces contrées, on le sait (1).

Ce serait assurément un argument bien faible, et l'on en aurait eu facilement raison, si l'on n'était obligé de reconnaître, sans toutefois pouvoir en expliquer le mécanisme physiologique, que les excès alcooliques exercent une influence réelle sur la vitalité et sur la nutrition des parois artérielles.

De plus les auteurs citent toujours que « la gan-
« grène sèche des membres inférieurs, consécutive
« à l'oblitération des vaisseaux; que l'altération athé-
« romateuse ou calcaire des deux tuniques internes des
« artères, et que certaines affections organiques du
« cœur ont été attribuées à l'abus des boissons spiri-
« tueuses. »

Eh bien! pourquoi ce qui se passe pour les anévrysmes volumineux, ce qui se passe pour les faits de diathèse de ces gros anévrysmes mêmes (2), ne se pas-

---

(1) En 1856, Follin communiquait à M. Broca un renseignement venant de lui être fourni par M. *Collis*, chirurgien, Meath-Hospital à Dublin :

« Les anévrysmes ordinaires, si communs en Irlande, de-
« vinrent, il y a une douzaine d'années, beaucoup plus rares
« qu'auparavant.

« On attribue ce résultat à l'active et très-efficace propa-
« gande du *P. Matthew*, directeur de la *Société de tempérance;*
« et ce qui semble confirmer cette manière de voir, c'est
« que le P. Matthew, ayant perdu depuis longtemps la plus
« grande partie de son influence sur la population irlandaise,
« les *anévrysmes* depuis cette époque ont recouvré leur fré-
« quence primitive. »

(2) Mon collègue, M. Colas, présentait en 1867 à la Société anatomique un exemple d'un *triple anévrysme aortique,*

serait-il pas, et *à fortiori*, pour l'altération analogue de
vaisseaux plus petits, il est vrai, mais plus facilement
atteints par le *poison* (à ces doses, bien entendu), introduit partout également dans le torrent circulatoire?

C'est surtout lorsqu'il s'agit de *diathèse* qu'il est utile
de surprendre dans les faits une cause générale possible, et, ici, nous croyons avoir réuni quelques-uns
des cas les plus concluants en sa faveur.

PARALYSIE GÉNÉRALE.

A côté d'eux, je crois pouvoir signaler les cas nombreux déjà, où des anévrysmes miliaires, soit des artérioles méningées, soit des artérioles de la partie superficielle de la substance grise, ont été rencontrées
chez des *paralytiques généraux*.

On sait, en effet, que dans cette maladie, qui souvent prend rapidement et progressivement les allures
d'une affection générale, les méninges et l'encéphale

---

recueilli à une autopsie faite dans le service du Dr Bourdon,
médecin de la Charité.

Le malade, âgé de 42 ans, fondeur en cuivre, avouait des
excès alcooliques.

Le système cardiaco-vasculaire était atteint dans une notable étendue : (affection organique du cœur, face interne;
concrétions aortiques; *trois anévrysmes de l'aorte superposés*.
L'un, au-dessus de son origine; le second plus haut; le
troisième à la fois thoracique et abdominal.

Celui-ci était le plus volumineux et il avait eu des retentis-
sements destructeurs sur les parties voisines.

(*Bulletins de la Société anatomique*, juillet 1867, page 469.)

subissent, dans quelques-unes de leurs parties surtout,
de profondes modifications vasculaires ; aussi, à diverses phases de son évolution, a-t-on pu noter de
véritables attaques d'apoplexie cérébrale qui se traduisaient anatomiquement par des foyers hémorrhagiques.

Or les caillots plus ou moins volumineux que l'on
rencontre alors peuvent renfermer, comme nous l'a-
vons constaté, des anévrysmes de différentes structu-
res, soit anévrysmes miliaires, soit anévrysmes des
gaînes.

J'ai dit précédemment dans une note (p. 22),
qu'en 1868, mes collègues de la Salpêtrière m'avaient
permis d'examiner avec eux plusieurs cerveaux qui
provenaient des services destinés aux maladies men-
tales, et qu'en cette seule année, sur *trois cas* où le diagnostic avait été porté *paralysie générale progressive
avec accidents apoplectiques terminaux*, j'avais *trois fois*,
rencontré dans les foyers et en dehors, des anévrysmes miliaires.

L'altération générale des vaisseaux était évidente.

Des trois cas, je n'en choisirai qu'un pour le donner
entièrement ici.

Les pièces ont du reste été présentées à la Société
anatomique (1868), par M. Bassereau, qui y joignait
des préparations histologiques que j'avais faites du
système vasculaire encéphalique altéré.

Je transcris la relation même des *Bulletins de la Société
anatomique* :

« Mai 1868 : M. Bassereau montre un cas de ramollisse-

« ment très-étendu du cerveau avec lésions athéromateuses
« et anévrysmatiques du système artériel.

« Ces lésions ont été trouvées sur une femme morte à la
« Salpêtrière, âgée de 59 ans (service de M. le docteur Mo-
« reau), et qui était atteinte depuis longtemps de démence et
« de *paralysie générale progressive.*

« A l'autopsie, on reconnut que les artères cérébrales
« étaient athéromateuses, et qu'il existait sur les capillaires
« superficiels un très-grand nombre d'anévrysmes miliaires.

« L'examen microscopique fait par MM. Bassereau et Liou-
« ville a prouvé d'une manière incontestable la nature de
« ces anévrysmes. On reconnaissait que plusieurs de ces di-
« latations étaient entourées d'une petite hémorrhagie.

« Les centres cérébraux (couches optiques, corps striés, etc.),
« sont atteints de ramollissement rouge).

« Le microscope montre dans ces parties ramollies, des
« globules de graisse, des corps de Gluge, quelques tubes
« nerveux variqueux, des vaisseaux à parois épaisses, granu-
« leuses ; le tout mêlé à de l'hématoïdine qui colore la
« masse. Grande prolifération de noyaux conjonctifs, non
« loin de là.

« Dans le cervelet se voit au niveau de l'extrémité anté-
« rieur du corps rhomboïdal droit une ancienne cicatrice
« d'un foyer hémorrhagique, dans laquelle on retrouve de
« très-beaux cristaux d'hématoïdine. La protubérance offre
« une particularité du même ordre. »

Pour les *autres cachexies* si souvent invoquées par
les malades, surtout dans l'étiologie probable de leur
affection (*syphilis, abus du mercure,* qu'on a également tant accusé d'être au nombre des causes d'altérations vasculaires prédisposant aux anévrysmes),
mes notes contiennent des renseignements trop in-
complets encore, pour que je puisse me permettre de
formuler une opinion à ce sujet.

Je n'en dirai pas autant d'une cachexie des plus in-
éressantes et par sa source quelquefois si difficile à
retrouver et par ses effets multiples ; cachexie à la fois
professionnelle et toxique pour ainsi dire. Je veux
parler de l'altération profonde que peut amener l'intoxication saturnine :

INTOXICATION SATURNINE.

Des accidents cérébraux y sont souvent notés, et
avec l'encéphalopathie, il n'est pas rare de constater
une tendance scléreuse plus ou moins prononcée des
artères et artérioles du cerveau. Ce peut être pour eux
les premiers pas faits vers la déformation, la dilatation, l'usure et la rupture, et, sous une influence
quelconque, l'anévrysme ainsi préparé s'effectue.

J'ai pu en effet, et cette fois encore, dans cette
mine si riche de faits présentés à la Société anatomique, voir en 1869, et examiner avec attention des
pièces apportées par mon collègue M. Landrieux,
comme recueillies chez un saturnin, qui avait succombé à des complications très-accentuées du côté du
cerveau. Il y avait des hémorrhagies cérébrales et des
anévrysmes miliaires encéphaliques.

C'était dans les salles de M. Gubler, à Beaujon, que
le malade avait été observé.

RHUMATISME.

Enfin, il est une *diathèse* qui domine bien aussi à
de certains moments de sa puissance, l'économie presque entière, et qui altère sérieusement aussi le sys-

tème vasculaire général ; j'ai nommé le rhumatisme.

Ce n'est pas, en effet, sur le cœur seulement que cette maladie générale laisse après elle les conséquences du travail pathologique qu'elle a, pour ainsi dire, mis partout en activité.

Si l'on se souvient qu'il résulte surtout des beaux travaux de M. Bouillaud, que dans près de la moitié des cas, les lésions permanentes de l'endocarde, et surtout des valvules auriculo-ventriculaires, doivent leur origine à la forme aiguë du rhumatisme, on pensera bien également que cette cause peut être avec raison invoquée dans l'étiologie de lésions permanentes et profondes rencontrées sur le système artériel, envisagé d'une façon générale. Et dès lors, il nous semble qu'en les recherchant avec soin, on trouvera des faits confirmatifs analogues à celui que nous croyons devoir, par son importance à tous égards, publier ici complétement.

Il s'agit, en effet, d'une malade âgée seulement de trente-quatre ans, et qui présentait des anévrysmes miliaires cérébraux et méningés, et des foyers disséminés, de petites hémorrhagies encéphaliques ; mais elle offrait les traces profondes des conséquences d'anciennes attaques rhumatismales, et les altérations déjà si étendues de la face interne de son cœur, montraient à quel point sont profonds les désordres de la redoutable diathèse que nous envisageons en ce moment.

Service M. le Dʳ Marrotte.

(Observation recueillie par H. Liouville, interne du service.)

RÉSUMÉ.

Femme Victorine L..., 34 ans, morte le 20 janvier 1869. Pitié (salle Rosaire, n° 11).

Affection cardiaque ancienne. Rhumatismes articulaires.

Hémiplégie gauche (attaque brusque, mais sans perte de connaissance).

Phénomènes pulmonaires.
{ Bronchite.
{ Pleurésie.
{ Œdème du poumon.

Œdème des membres paralysés. Mort.

Autopsie.

Affection cardiaque ancienne. ENDOCARDITE des plus considérables.

Productions végétantes.
{ Valvules sygmoïdes de l'aorte.
{ Valvule mitrale.
{ Valvule tricuspide.

Rétrécissement et insuffisance. . . . . .
{ Valvules sygmoïdes aorte.
{ Valvule mitrale.
{ Valvule tricuspide.

Embolies artérielles multiples et gangrènes consécutives dans plusieurs organes.

Poumon. . P. droit. Gangrène; Ramollissement localisé.

Reins. . . { R. droit. { Infarctus anciens et récents.
{ R. gauche. {

Encéphale.
{ *Anciennes hémorrha-* { *Anévrysmes miliaires*
{ *gies cérébrales. . .* { *cérébraux.*
{ *Traces d'altérations* { *Anévrysmes miliaires*
{ *méningées. . . . .* { *méningés.*

Lobe droit du Cerveau : Ramollissement par Infarctus.

Au n° 11 de la salle du Rosaire est couchée une femme âgée de 34 ans, qui a présenté les phénomènes suivants :

Il y a environ deux mois, dix jours avant son entrée à l'hôpital, elle tomba de son lit en voulant se lever; elle essaya de se remettre sur pied sans pouvoir y réussir, et resta ainsi jusqu'au soir où elle fut relevée. Elle venait d'être frappée d'une hémiplégie gauche; tout [ce côté du corps était complétement paralysé. Mais il n'y avait pas eu en même temps perte de la connaissance.

Le 21 novembre 1868, elle entrait à la Pitié, service de M. le Dr Marrotte, et peu de temps après, un œdème assez considérable envahissait les membres atteints de paralysie, en commençant par le bras.

Puis survint une pleurésie du côté droit, non encore complétement guérie au moment de notre examen.

Antécédents. — Il y a un an, bronchite aiguë, avec hémoptysie ayant duré quinze jours.

Bonne santé habituelle, sauf des palpitations de cœur, dont elle souffre depuis longtemps, palpitations assez violentes pour déterminer, toutes les fois qu'elle se livre à des occupations fatigantes ou à une marche rapide, une dyspnée intense, avec de la toux et un peu d'expectoration. Elle semble de plus avoir eu des DOULEURS DES MEMBRES que l'on peut rapporter au RHUMATISME.

Parents encore vivants, jouissant d'une bonne santé.

Etat actuel (6 janvier 1869). — La malade est dans le décubitus dorsal; le facies est anxieux, pâle, sauf une légère coloration des pommettes. La face offre une paralysie du côté gauche, caractérisée par une déviation de la bouche, qui augmente dès que la malade parle; la commissure labiale gauche est plus abaissée, et les deux lèvres restent presque en contact dès qu'on la fait parler, tandis que la commissure labiale droite, plus élevée relativement, s'entr'ouvre pour la parole. Celle-ci est donc un peu altérée dans son expression.

Le sillon naso-labial du côté gauche est très-excavé; la joue

de ce côté est pendante. Les pupilles sont toutes deux dilatées ; la pupille gauche est peut-être un peu plus dilatée ;
l'œil gauche serait un peu plus proéminent, et la paupière
gauche tendrait à s'abaisser davantage.

Le bras et la jambe du côté gauche sont complétement
paralysés ; si on les soulève, ils retombent inertes ; cependant le mouvement seul est aboli. La sensibilité générale
persiste ; et si l'on pince un des membres affectés, la malade, bien que ne pouvant pas les relever, accuse de la douleur, et l'on voit son visage se gripper. Elle a eu une brûlure
à la jambe droite, par suite de l'application d'une boule
d'eau chaude.

Il y a perte de la sensibilité tactile, en même temps que
du mouvement. Il lui est impossible de reconnaître les objets
par le toucher. Elle prétend que, chez elle, dans les quelques
jours qui ont précédé son entrée à l'hôpital, elle sentait très-
bien le plancher sous son pied malade lorsqu'on la posait par
terre.

La température des membres paralysés et œdématiés paraît à la main un peu moins élevée que celle du côté opposé.

Il y a, ainsi que nous l'avons déjà dit, un œdème assez
considérable au côté gauche. L'œdème existe aux deux
membres du côté gauche et au membre inférieur du côté
droit. Pour le membre inférieur du côté gauche, l'œdème
est complet aux pieds, à la jambe et à la cuisse, un petit
peu aux parois du ventre. Pour le membre supérieur, l'œ-
dème occupe les doigts, la main, l'avant-bras et le coude,
mais s'arrête là. L'œdème est blanchâtre, non douloureux.

Cœur. — Battements tumultueux, rapides ; bruit de souffle
rude, paraissant être au premier temps et à la base surtout,
parfois un peu superficiel, comme rapeux.

Peu ou point de troubles cérébraux. L'intelligence est
nette, la parole facile ; la malade répond très-bien aux questions qu'on lui adresse.

Du côté des voies digestives, il y a de l'anorexie ; la langue

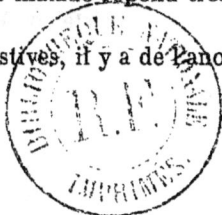

7

est épaisse, blanche, un peu sale, la bouche amère ; la malade accuse une soif assez vive. Elle a quelquefois des nausées. Il lui est arrivé de vomir peu de temps après ses repas, un quart d'heure, dit-elle, et de rendre, au milieu de glaires abondantes, les matières alimentaires telles qu'elle les avait prises. Un peu de constipation. Pas de troubles dans l'émission des urines.

Du côté des voies respiratoires, on observe de la toux avec expectoration sanglante. La percussion pratiquée en avant et dans la région sous-claviculaire donne les résultats suivants : à gauche sonorité normale, à droite sonorité un peu exagérée. A ce même côté, on perçoit par l'auscultation des rôles sonores nombreux.

Dyspnée, augmentation du nombre des mouvements respiratoires. L'état de la malade rend impossible l'examen en arrière.

Pleurésie à droite, datant de plus de trois semaines environ, dont le siége précis, les limités et le degré ne peuvent pas être actuellement déterminés.

Par la pression, on développe une douleur très-vive au niveau de l'angle costo-xyphoïdien et de l'attache sterno-claviculaire du sterno-mastoïdien du côté droit. Rien de semblable au côté gauche.

C'est dans ces conditions pathologiques que la malade meurt le 18 janvier 1869.

L'autopsie est faite le 20 janvier 1869 (1).

Les deux membres inférieurs sont œdématiéos, ainsi que les parois abdominales, à peu près également. L'avant-bras et la main de chaque côté sont aussi infiltrés, et cela plus du côté gauche que du côté droit.

Les pupilles sont égales, toutes les deux très-dilatées.

Sur le cuir chevelu existent, à la partie postérieure, trois

_____

(1) A cette autopsie assistaient MM. Charrier, Lemonnier et Menard.

loupes, une à la partie médiane, les deux autres sur les parties latérales, à peu près symétriques. L'une a la grosseur d'une cerise, les deux autres d'une petite noisette et d'un pois. Le contenu de ces petites tumeurs est de la matière caséeuse d'une odeur assez prononcée. Sur la face interne de l'aponévrose épicrânienne on trouve de petites hémorrhagies sous la forme d'un pointillé rouge assez prononcé.

Cavité crânienne. — Le crâne est dur et épais. — La dure-mère est assez fortement distendue; à sa face interne, quelques néo-membranes peu épaisses, mais abondantes, disséminées. Dans les mailles du tissu sous-arachnoïdien, sérosité de coloration jaune ocrée; sur quelques-uns des vaisseaux très-injectés de ces méninges on aperçoit de petites masses hémorrhagiques, qui affectent tous la forme d'une petite tache assez bien circonscrite, un peu arrondie, légèrement épaisse; ce sont de *petits anévrysmes miliaires méningés*. La consistance du cerveau est partout dure, sauf dans une zone de la partie antérieure du lobe de l'occipital droit, où existe dans l'espace de deux circonvolutions de la longueur de $0^m,06$ sur $0^m,03$ de largeur un état de *ramollissement avec fluctuation*, toutefois sans destruction de la couche grise superficielle et sans autre manifestation méningée qu'une coloration jaune ocrée, très-nette, et qui nous semble être la traduction d'un ancien épanchement sanguin. Non loin de là, deux vaisseaux de la masse cérébrale présentent sur leurs parois des dilatations arrondies, très-bien limitées, en forme de petit grain (*Anévrysmes miliaires*). Toute la base du cerveau est imbibée d'une coloration jaunâtre ocrée.

Les vaisseaux de la base ne paraissent point très-athéromateux, au moins à la première vue. Il ne semble rien y avoir sur les nerfs crâniens. Les méninges s'enlèvent facilement du côté gauche. — Rien dans différentes coupes de l'hémisphère gauche.

Rien dans différentes coupes du cervelet, de la protubérance et du bulbe; intégrité et symétrie complètes de ces différentes parties.

Hémisphère droit. — L'artère sylvienne ne présente rien de spécial à son origine ; mais au niveau où elle se trifurque, la division moyenne présente un aspect blanchâtre, rugueux, dans une étendue de deux centimètres et demi, où elle forme comme un petit cordon où le sang ne passe plus. (*Oblitération ancienne.*) Or, c'est justement l'artère qui nourrit le département où se trouve circonscrit le ramollissement dont nous avons parlé. Une nouvelle subdivision de cette même artère offre encore dans son calibre oblitéré une différence considérable avec les vaisseaux voisins, qui sont remplis de sang. Au delà du ramollissement les vaisseaux paraissent retrouver leur calibre et leur coloration, due à la distension par du sang. — En faisant une coupe d'avant en arrière de tout le lobe, à une distance de deux centimètres de la grande faux du cerveau et parallèlement à elle, on s'assure que le ramollissement qui paraissait superficiel est plus profond, qu'il a au moins cinq centimètres d'épaisseur. Il s'étend dans une direction verticale vers la partie interne de la circonvolution des corps calleux dont il a ulcéré une partie de la substance grise, de telle sorte qu'il laisse à sa place un tissu ramolli, jaunâtre, présentant les mêmes caractères que ceux décrits plus haut.—Et qu'il a détruit surtout la substance blanche, qui est érodée, ulcérée à son niveau, et qui laisse écouler un liquide blanc grisâtre, un peu louche, exactement analogue à du lait de chaux. Le liquide est contenu dans des excavations faites au détriment de la substance blanche, excavations dans l'intérieur desquelles se voient les restes d'un tissu mal déterminé à l'œil nu, donnant l'aspect de mailles fines au milieu desquelles on aperçoit quelques vaisseaux encore teintés de sang. De plus, il y a sur cette sorte de trame un état grenu blanc grisâtre qui donne une apparence chagrinée à cette membrane.

Tout le reste de cet hémisphère cérébral n'offre d'altération ni dans ses vaisseaux, ni dans les substances blanches ou grises.

Cavité thoracique. — Épanchement des deux côtes. —

Adhérences faibles. — Pleurésie du côté droit avec fausses membranes striées récentes. Elles sont infiltrées de liquide rougeâtre. Elles ont une apparence striée formant de petits dessins irréguliers.

Cœur. — Dans le ventricule gauche existent des traces d'*endocardite* ancienne, très-prononcées. — Zones blanc grisâtre, indurées, froncées. A ce niveau il y a de la *myocardite* très-apparente à une coupe perpendiculaire.

L'aspect de la cavité est ainsi modifié.

Il y a des inégalités; elles sont irrégulièrement réparties, très-apparentes à la simple inspection, et des rugosités senties par le doigt.

Il y a des modifications dans la composition lisse du conduit, et les doigts introduits de bas en haut éprouvent la sensation d'une sorte de *rétrécissement*, au-dessous de l'anneau aortique, à environ un centimètre. Il y a donc là une sorte de cercle pathologique étroit ($0^m,05$) et ce que nous avons dénommé un *anneau* (*l'anneau sous-aortique*). Un peu plus haut le doigt est plus libre; c'est la partie circulaire du bord adhérent des valvules (0,070); la portion du bord libre étant ici également un peu resserré (0,060).

L'aorte étalée, mesure 0,08 cent.

L'épaisseur des parties cardiaques est 0,03 (maximum, cœur gauche).

La valvule mitrale (0,025) est mouchetée de taches avec épaississement jaunâtre, mais seulement sur sa face ventriculaire; elle est rugueuse et comme indurée par places. Dans l'auricule gauche, existe un polype à contenu glandulo-fibrineux, d'aspect puriforme. Il adhère par sa base d'une façon assez solide.

L'aorte offre des plaques scléro-athéromateuses, plus manifestes à un centimètre au-dessus des valvules sygmoïdes. Le cœur droit offre également des altérations (visibles du côté de l'endocarde), des valvules et appréciables aussi dans ses parois.

La valvule tricuspide offre un aspect froncé, rigide en grande partie.

On note de petites végétations en forme de mamelons surmontés de petites productions nouvelles surajoutées. La comparaison qui vient de suite à l'esprit est celle qu'on ferait avec des petites mûres à graines multiples et agglomérées ; ou des productions syphilitiques dites choux-fleurs.

Zones d'édocarde également altérées ; teinte blanchâtre de ces parties indurées et rétractées.

Aspect jaunâtre, sensation élastique des parois musculaires, avec teintes nuancées aux coupes (myocardite ancienne). Dans les vaisseaux du poumon, on trouve des modifications notables de la face interne de quelques conduits, et, non loin du caillot, quelques plaques scléro-athéromateuses assez avancées déjà, sur les divisions de l'artère pulmonaire.

Cavité abdominale. — *Foie :* volumineux, aspect noix muscade très-prononcé aux différentes coupes : bile abondante, verdâtre, épaisse.

Rate très-dure.

Rein droit. — Il présente un infarctus considérable à sa partie supérieure.

Rein gauche. — Il est le siége de plusieurs infarctus de degrés différents. Les uns de coloration jaune ocrée, les autres de teinte bleuâtre, pigmentée. L'aspect du rein est tout à fait bombé. Par places le tissu paraît comme ramolli, dans de certaines zones, toutes les parties des infarctus sont entourées de limites rougeâtres déchiquetées, un peu saillantes comme dans la ligne de démarcation des gangrènes.

GOUTTE.

Je ne connais point encore d'observations où des *anévrysmes hémorrhagipares* aient été rencontrés chez des *goutteux*, dont les autopsies sont, du reste, si rares, au moins dans les hôpitaux de Paris.

Toutefois, l'altération des vaisseaux me paraît devoir jouer dans cette maladie un rôle plus important que celui qu'on a l'habitude de lui assigner (1).

(1) Nous ne possédons malheureusement que très-peu d'études complètes concernant les altérations vasculaires dans la *goutte*. Les faits suivants sont donc utiles à enregistrer :

Dans un cas rapporté par Schrœder van der Kolk (1853), « l'urate de soude, accumulé en notable quantité dans diffé-« rents points du corps, aurait envahi les *parois des veines.* »

Dans un autre fait bien étudié par MM. Charcot et Cornil (1863) : Femme âgée de 84 ans. On constate à l'autopsie du crâne que : « la dure-mère est épaisse : à sa surface interne, « sur les parties qui correspondent à l'hémisphère gauche, « on remarque des îlots rouges, comme *imbibés de sang*, « saillants, irréguliers, disposés sous forme de plaques ou de « simples points accolés à la dure-mère et bien indépen-« dants de l'arachnoïde : ce sont des *néo-membranes vascu-« laires* et *infiltrées d'extravasations sanguines*. La moitié droite « de la dure-mère présente quelques points rouges analo-« gues, non réunis sous forme de plaques. Le cerveau paraît « sain dans toute son étendue. Les *artères de l'encéphale* sont « *à peine un peu indurées.* »

Enfin dans ses leçons sur les maladies des vieillards faites à la Salpêtrière en 1867, M. Charcot ajoute que chez les gout-teux « *l'état athéromateux des artères*, peut donner lieu à « des *hémorrhagies cérébrales*; et alors on observe de vraies et « non de fausses apoplexies. »

Ne sait-on pas que les hémorrhagies, et quelquefois les hémorrhagies multiples sont assez fréquentes
chez les malades atteints de cette affection éminemment générale? Les hématuries, les épistaxis s'y rencontrent surtout.

Des troubles cérébraux, des manifestations ressemblant à celles que produit l'hémorrhagie cérébrale,
sont présents à l'esprit des praticiens qui ont eu à di-
riger le traitement de ces maladies spéciales.

Toutefois, à ma connaissance, rien de très-exactement observé et contrôlé n'a été publié à ce sujet, qui
serait cependant fécond en intéressantes notations ;
mais la situation particulière des malades qui sont le
plus fréquemment atteints de la goutte rendra de longtemps encore ces recherches bien difficiles et bien
incomplètes, si l'éducation ne fait point disparaître
certains préjugés.

Je crois qu'il serait aussi très-intéressant de rechercher des coexistences analogues dans des cas de lésions
cérébrales (brusques et se traduisant par un foyer
hémorrhagique), survenues pendant la *leucémie*, la
grossesse, l'*anémie*, le *scorbut* et dans le *purpura
généralisé*, ainsi que dans les *fièvres* qui présentent un
caractère malin, semblent s'être emparées de tout l'individu, et s'aggravent bientôt par des *complications
hémorrhagiques multiples*. On comprend facilement
qu'ici les documents n'abondent point encore.

Il s'agit en effet d'un ordre de sujets tout à fait nouveau, sur lequel nous voudrions beaucoup plus attirer
l'attention que donner des conclusions, qui nous sem-

bleraient actuellement prématurées. Toutefois nous croyons devoir transcrire les quelques notions suivantes qui peuvent intéresser ce point spécial, et qui sont les seules qui soient, jusqu'à présent, à notre connaissance.

LEUCOCYTHÉMIE.

D'intéressantes recherches poursuivies depuis 1866 par MM. A. Ollivier et L. Ranvier, tendent à démontrer que l'*hémorrhagie cérébrale* peut être plus fréquemment constatée qu'on ne le dit dans la *leucocythémie.*

Toutefois je n'ai point encore pu recueillir de cas où des anévrysmes miliaires aient été rencontrés dans les foyers cérébraux ainsi produits.

Les auteurs cités plus haut ont jusqu'à présent cru devoir rattacher les lésions encéphaliques au trouble circulatoire suivant : « Accumulation des globules « blancs, etc., distensions consécutives des capillaires « qui finissent par se rompre en détruisant la pulpe « cérébrale (1). »

GROSSESSE.

Depuis que les lignes précédentes (p. 104) ont été écrites, j'ai appris, grâce à un rapport lu à la Société anatomique (par mon collègue le D͏ʳ Lafont, 4 mars 1870), que « des anévrysmes miliaires auraient été re-

---

(1) *Archives de physiologie*, n° 4 (1870), page 102.

« connus à l'autopsie d'une femme enceinte, prise
« d'hémorrhagie cérébrale, et qui avorta quelques
« heures après l'accident. »

C'était une malade du service de M. Axenfeld, alors
à l'hôpital Saint-Antoine.

« Chez cette pauvre femme, qui ne tarda pas à mou-
rir, il y avait une hémiplégie complète et tous les signes
qui caractérisent l'apoplexie ordinaire. De plus, tou
le corps s'était en même temps couvert de petites ecchymoses. »

Les anévrysmes ne semblent point malheureusement
avoir été recherchés dans un autre cas, où il est cependant question d'une hémorrhagie très-nettement constatée au bulbe rachidien : cette apoplexie avait occasionné une mort presque subite le douzième jour des
couches chez une jeune femme de 25 ans. L'observation est publiée dans les Archives de Physiologie, n° 5,
1869, par le Dʳ A. Charrier (1).

---

(1) Je n'entends nullement dire que des anévrysmes doivent toujours se rencontrer forcément dans ces conditions
spéciales, et j'en donne la preuve en transcrivant le fait que
voici :

En février 1870, un nouveau cas d'hémorrhagie cérébrale,
chez une jeune femme enceinte de huit mois, fut observé
dans le service du Dʳ Lorain.

L'issue ayant été fatale, les pièces en furent présentées à
la Société anatomique par M. Rendu.

« Le siége de l'épanchement était le corps strié droit, mais
« le sang s'était répandu dans les deux ventricules latéraux.

PURPURA.

Pour ce qui concerne le purpura, il en fut présenté dernièrement (février 1870), à la Société anatomique, un cas très-complet, et, par cela très-intéressant, rencontré par notre collègue M. Huchard.

Comme il y avait eu quelques accidents cérébraux, et que le cerveau offrait un véritable piqueté rouge notable, très-accusé en quelques places surtout (ce qu'on eût appelé autrefois les foyers d'*apoplexie capillaire*), il y avait à se demander si l'on n'y rencontrerait pas des lésions déjà avancées, même anévrysmatiques des artérioles. Pour ce qui est des anévrysmes, cette prévision ne se réalisa pas. Après un examen fait au laboratoire de M. Vulpian par M. Hayem, les *points rouges* si nettement isolés et accusés que nous avions remarqués dans la masse blanche du cerveau, n'étaient pas des anévrysmes miliaires; toutefois il y avait une lésion des vaisseaux, importante : c'étaient des *anévrysmes des gaînes*, et l'artérite y dominait.

« Des caillots volumineux obstruèrent ces cavités, ainsi que « la lumière de la veine du corps strié du côté droit. »

Toutefois dans ce cas, *les anévrysmes miliaires n'auraient point, dit-on, été rencontrés*; et le docteur Ranvier, chargé d'examiner ces pièces, inclinerait à penser que le *thrombose des veines cérébrales* serait ici l'origine des accidents. Du reste, un travail que cet observateur distingué doit prochainement publier sur ce mode pathogénique de quelques hémorrhagies cérébrales, complétera plus utilement cette observation très-intéressante.

Assurément, voilà des faits bien intéressants ; s'ils
sont complétés plus tard et étudiés à nouveau, ils
pourront alors peut-être jeter quelque importante lumière sur la question. Aujourd'hui, tels qu'ils sont,
je les donne sans plus amples commentaires ; ils ne devaient point faire l'objet spécial de ma thèse, mais toutefois, traitant d'une question générale, je les ai rapprochés des faits qui plus directement la concernaient;
et ayant, sans parti pris d'avance, relaté ces observations au fur et à mesure que je les rencontrais, j'ai
pensé qu'elles pouvaient prendre place ici, à titre de
documents, matériaux d'attente d'un travail plus complet, qu'un autre achèvera certainement mieux.

NOUVEAUX FAITS DE DIATHÈSE ANÉVRYSMATIQUE GÉNÉRALISÉE OBSERVÉS DANS DES CONDITIONS DIFFÉRENTES D'AGE ET DE SEXE.

Toutefois, quoique voulant aujourd'hui nous renfermer dans les limites plus simples que nous avons indiquées au début, c'est-à-dire nous borner à la constatation de certains faits, attenant à l'histoire des
anévrysmes miliaires cérébraux, et concernant la possibilité d'une disposition anévrysmatique générale,
qui peut elle-même naître, bien entendu, de conditions étiologiques particulières, nous ne voulons pas
terminer nos remarques sans donner encore, par
des constatations réelles, raison à ceux qui, comme
MM. Béhier et Hardy, Charcot et Bouchard, pensaient
dès le début de notre travail, que « ces faits *de géné-*

« *ralisation* se multiplieraient certainement à mesure
« que ces anévrysmes seraient mieux cherchés. »

C'est ainsi, en effet, que viennent le prouver encore
deux nouvelles observations que nous rangerons parmi
les plus importantes de celles qui auront contribué à
établir ce point spécial de la question.

Ces observations ont été recueillies par nous pendant notre internat, dans des services différents comme
variétés d'affections et comme âges de malades, l'une
en 1868, chez une femme de la Salpêtrière, avec
M. Vulpian; l'autre dans les salles du service des
hommes de la Pitié, avec M. Marrotte.

Quelque grande que fût la différence des âges,
puisque l'homme avait 53 ans et la femme 82 ans,
les lésions rencontrées aux autopsies furent à peu près
analogues, et c'était sous des formes très-rapprochées
que se traduisaient les désordres vasculaires généralisés
et la déformation, si spéciale, de quelques-uns des conduits du sang, en *petites ampoules anévrysmatiques.*

Voici, la première en date, de ces observations :

HOSPICE DE LA VIEILLESSE (FEMMES.)
Année 1868. Salle Saint-Jean, 14.
(Service de M. le docteur Vulpian.)

Rosalie Juel..., 82 ans. Entrée le 4 novembre 1868.
Morte le 4 décembre 1868.

(Observat. recueillie par H. Liouville, interne du service.)

RÉSUMÉ SPÉCIAL A LA QUESTION :

Affaiblissement intellectuel. Accès de démence sénile.
Perte de la mémoire ; loquacité.

Nouvelle attaque apoplectiforme (en deux poussées successives). Déviation conjuguée des yeux.

Différence de température dans les membres des deux côtés et dans les deux parties de la face. Mort avec phénomènes asphyxiques et augmentation de la température centrale constatée encore après la mort.

Autopsie.

Artères de la base scléro-athéromateuses.

Anévrysmes miliaires méningés.

Vaste foyer hémorrhagique dans le cerveau :

Anévrysmes miliaires. Anévrysmes des gaînes.

Dilatations anévrysmales des vaisseaux de la couche sous-muqueuse du pharynx.

Dilatations anévrysmales des vaisseaux de la couche sous-séreuse de l'estomac.

Dilatations anévrysmales des vaisseaux de la couche externe des reins (sous la capsule).

Dans la vessie, au niveau du col uréthral, vaisseaux offrant des dilatations anévrysmales.

(Albumine dans l'urine ? Examen fait après la mort.)

1ʳᵉ *Entrée.* — Cette femme est entrée chez M. Charcot le 25 avril 1868, au soir (1ʳᵉ entrée).

La langue était un peu sèche, le ventre légèrement sensible. Elle aurait eu de la diarrhée dans son dortoir avec envie de vomir. Sa mémoire est très-affaiblie. Toutefois il n'y a pas de *paralysie* bien constatée.

26 août 1868. Pouls — 92.

Peau un peu chaude.

Démente : parle sans motif de choses qui ne se rapportent pas aux questions qu'on lui pose. On lui dit d'allonger la langue, elle fait d'autres mouvements et paraît toute stupéfaite qu'on l'interroge. Mais une fois lancée, elle parle toujours.

Rien à l'auscultation.

Guérie des phénomènes abdominaux qui l'avaient fait amener à l'infirmerie, elle regagna son dortoir et n'offrait rien de plus spécial jusqu'au 30 novembre, où elle fut amenée de nouveau, mais cette fois dans les salles de *M. Vulpian*, ayant présenté tout d'un coup des signes manifestes d'une attaque apoplectique des plus nettes.

2° *Entrée.* — C'est en effet dans la résolution presque absolue et au milieu d'un grand coma qu'elle est amenée.

n nous dit de plus, que ce ne serait pas en une fois seulement que ces accidents se seraient manifestés ; qu'il y aurait eu au moins *deux attaques* bien constatées dans la journée, et qu'à chacune d'elles, les accidents se seraient présentés avec une augmentation croissante.

30 novembre 1868. — 7 heures et demie du soir. — Lorsque nous la voyons à la visite du soir, elle présente l'état suivant :

Décubitus dorsal ;

Hémiplégie, avec un peu de tendance à la roideur de tout le côté droit. Cependant on parvient à ployer le membre inférieur assez facilement, et facilement le membre supérieur ;

Elle remue sans cesse le membre supérieur gauche et attire avec sa main ses couvertures ;

Elle remue sa jambe gauche ;

Partout très-sensible, à droite et à gauche, sur les deux membres ;

La face un peu grimaçante, mais immobile ; commissure labiale droite plus basse que la commissure labiale gauche ; lèvre supérieure à droite paraissant du double plus large que la lèvre supérieure à gauche ;

Les paupières sont fermées. Elle les tient très-serrées ;

Sous elles, globe oculaire droit, très-porté vers l'angle interne (strabisme interne, non constant, mais très-fort). La déviation conjuguée des yeux a été constatée à son arrivée d'une façon très-nette ;

La face chaude des deux côtés. Joue peut-être plus chaude à droite.

La jambe et le pied droits plus rouges et plus chauds que

ceux du côté gauche. Tous les deux dans les mêmes conditions, sous les couvertures.

Aisselle droite. . . . . 37° 8
Aisselle gauche. . . . . 37° 6
Température rectale. . . . . . 38°
Pulsations . . . . 88.

Pouls quelquefois irrégulier, ample, très-fort. A la main,
il paraît certainement moins fort, moins ample à la radiale
gauche qu'à la radiale droite.

Ce soir, en la remuant, elle prononce quelques mots inin-
telligibles. Elle baragouine, et on ne peut la comprendre.
Elle dit cependant très-nettement à une de nos demandes
« si elle veut boire : » Non, non, non.

Elle a uriné sous elle.

Elle n'a pas eu de selles.

L'ophthalmoscope, difficile à employer à cause du fron-
cement des paupières, ne nous a rien fourni comme renseignement.

Elle paraît bien avaler.

Sinapismes. Lavem. purg.

1er *décembre.* — Le lavement purgatif a fait effet.

Même état qu'hier, mais avec aggravation.

Le globe oculaire droit en strabisme interne très-prononcé ;
le globe oculaire gauche remue assez facilement.

Peu de mouvements réflexes sur tout le membre inférieur
droit.

La sensibilité très-diminuée sur le membre supérieur et
inférieur. Différence notable avec la sensibilité d'hier soir
très-conservée au pincement.

Dilatation veineuse très-prononcée sur tout le corps.

Elle ne répond rien ce matin.

Elle remue toujours sa main gauche.

Les dents sont toujours serrées ; elle avale mal ; le liquide
la fait tousser.

La face offre une notable rougeur. Chaleur plus grande à la joue droite qu'à la gauche.

Les deux mains offrent une inégalité de rougeur et de chaleur : la main droite est plus rouge, plus chaude que la main gauche; les veines de la main droite sont plus dilatées que celles de la main gauche.

1ᵉʳ *décembre soir*. — Toujours hémiplégie très-prononcée, complète, à droite (membre supérieur et membre inférieur droits).

Elle remue d'elle-même le côté gauche, à tous instants attire ses couvertures avec sa main gauche, qui *travaille continuellement*.

Sous les paupières fermées, globe oculaire droit en strabisme interne prononcé ; le globe oculaire gauche mobile.

Côté droit de la face plus abaissé.

Elle a évacué.

Elle a uriné.

Pouls assez fort, assez plein; à 92.

Température rectale. 39°, 4.

Respiration profonde, non bruyante. 18.

Cœur :—Pas de bruit de souffle. Battements assez réguliers.

2 *Décembre*. — Même état.

Sensibilité conservée à droite.

Pas de mouvements réflexes par le chatouillement de la plante du pied droit. Mais le chatouillement amène des mouvements dans le membre inférieur de l'autre côté.

Puls. 100.

Temp. rectale. 39°, 4.

Resp. 28.

Le soir. — Même état.

Décubitus dorsal toujours permanent.

La respiration est un peu plus bruyante, mais cependant non engouée.

Elle remue moins de la main gauche, mais elle serre cependant toujours fortement de cette main.

Puls. 80. Pouls moyennement frappé.

8

Bouche ouverte.

Tête portée indifféremment de côté et d'autre; ce soir portée à droite, face en avant.

Sous les paupières fermées, mais moins fortement contractées, les globes oculaires sont toujours déviés, le globe oculaire gauche assez libre, mais le globe oculaire droit en strabisme interne très-prononcé. Les pupilles des deux côtés sont très-contractées, mais plus à droite qu'à gauche.

Hier soir, elle avait évacué.—Dans la journée elle a uriné seule dans le lit.

Température rectale. 39°,4.

3 *Décembre* 1868. —Même état.

Le globe oculaire droit toujours en strabisme interne sous les paupières fermées.

Puls. 76. Même caractère du pouls.

Temp. rectale. 38°,6.

Respir. 28.

La respiration est assez calme, parfois seulement un peu plus bruyante.

Pour la première fois, on note sur le sacrum une *rougeur* limitée de la grandeur d'une dizaine de centimètres en longueur, de quatre à cinq en hauteur, un peu bleuâtre et violacée.

(Début d'escharre.)

4 *Décembre* 1868. — Aggravation très-notable depuis cinq heures du matin, caractérisée par l'accélération de la respiration et des râles trachéaux.

Mains humides, sueurs froides.

Resp. 60. Tirage aspiratif avec effort.

Pouls très-mou, presque incomptable et très-difficile à sentir.

Mains violacées, à veines très-dilatées, ridées. Les plis faits à la peau persistent (asphyxie avec cyanose des extrémités).

Chaleur semi-moite, surtout aux mains; sueur par places.

Température rectale. 41°,2.

Pupilles très-contractées. 0,001 mm. des deux côtés, égales.

Le strabisme interne de l'œil droit est bien moins prononcé, les paupières sont moins contractées : il sort de la bouche une écume sanguinolente.

Résolution complète des deux membres supérieurs.

Agonie continuant. — Mort à midi.

Examinée 10 minutes après la mort (1).

---

(1) Au point de vue intéressant de la *température élevée*, constatée pendant l'*agonie*, dans ces affections cérébrales, et de l'*augmentation* même de cette *température*, notée encore quelques instants *après la mort*, je rapprocherai de ce fait le cas d'une femme de 65 ans (Etiennette D...), morte le 14 décembre 1868 et dont l'observation est rapportée plus haut (page 46).

Il s'agit encore d'une *attaque apoplectique* avec phénomènes asphyxiques que l'autopsie a démontré être due à une *désorganisation artérielle* de l'*encéphale* et du *bulbe* avec *anévrysmes miliaires multiples*.

Pendant l'agonie (état comateux très-complet), j'ai pris les notations suivantes :

      Pulsations impossibles à sentir.

      Température axillaire. . . . . .   41°4.

      Température rectale . . . . . .   42°8.

      Respirations. . . . .   52.

Cet examen était fait environ *une heure avant la mort.*

La constatation faite, *dix minutes après* les dernières respirations appréciables, donnait :

      Une dilatation plus considérable des deux pupilles qui mesuraient 0,004 à 0,005^{mm}.

      Température axillaire. . . . . 41°4.

      Température rectale. . . . · . . . . 43°6.

Les instruments employés par nous dans les deux états étaient les mêmes ; les conditions extérieures analogues.

Température rectale. 42°.

Les deux pupilles sont *très-dilatées*, sous les paupières semi-closes. Elles sont égales et mesurent 0,005mm.

Cyanose paraissant moins complète.

État livide, bleuâtre des mains, qui sont comme ayant macéré.

Autopsie faite le 6 décembre 1868 à 8 heures du matin (1).

Le corps est généralement pâle. Il y a une roideur cadavérique moyenne. Les pupilles sont moins dilatées que de suite après la mort (0,002 à 0,0025), le globe oculaire droit encore un peu dévié vers l'angle interne.

Poids de l'encéphale avec les méninges et le sang contenu 1340 grammes.

Il s'écoule 100 grammes de sang liquide.

Le crâne n'offre rien de spécial à l'intérieur, sauf une injection assez grande, à gauche surtout. Les os, d'aspect jaunâtre, se brisent assez facilement. Deux plaques d'ossification allongées, avec pointes osseuses, en aiguilles, sur la face latérale de la dure-mère cérébrale. A ce niveau, le cerveau est un peu déprimé (lobe droit).

La dure-mère est très-tendue, surtout à gauche, et par transparence on aperçoit déjà sous elle des teintes bleuâtres qui indiquent des places d'exsudation sanguine.

A l'incision, il s'écoule de suite une notable quantité de sang rouge pur, il est liquide, à part deux petits caillots qui adhèrent très-peu à la face interne de la dure-mère, où il n'y a pas du reste de néo-membranes très-nettes.

L'aspect extérieur du cerveau montre un vaste foyer hémorrhagique, existant sur la partie supérieure et latérale de la région moyenne du lobe cérébral gauche.

Les parties teintées par le sang forment une zone irrégu-

(1) A cette autopsie assistaient également MM. Chouppe et Troisier.

lière de la grandeur de 6 centimètres d'avant en arrière et de 8 centimètres latéralement, mais il semble y avoir un véritable foyer hémorrhagique plus circonscrit à la superficie et dont le siége est à peu près vers la partie interne supérieure des circonvolutions marginales ; toutefois, il doit répondre à un amas hémorrhagique plus profond.

Cette portion de l'encéphale est de plus bombée, turgescente, comme distendue, offrant une masse arrondie et toute différente d'aspect avec celle du côté opposé. Par la palpation, on s'assure qu'il y a une mollesse, une sorte de sensation fluctuante, bien différente du reste de la masse cérébrale de ce lobe. Les circonvolutions teintées y sont plus étalées : les sillons intercirconvolutionnaires sont plus effacés et remplacés par des traînées de sang. Des mesures prises pour différencier le nouvel état de distension de ce lobe, donnent une différence de 4 centimètres au moins. Les veines se distinguent par l'augmentation de leur volume, leur teinte bleuâtre plus prononcée.

Au devant et autour des parties lésées et des régions teintées par le sang exsudé, on voit de suite, à l'œil nu, de petites dilatations miliaires, correspondantes aux vaisseaux des méninges ; nombreuses, disséminées, bien arrondies (*anévrysmes miliaires méningés*.)

Vaisseaux de la base un peu athéromateux, sauf les artères carotides internes des deux côtés, dont le tronc, comme aussi celui des sylviennes, offre des plaques dures, cassantes, d'athérome.

En enlevant la partie supérieure de l'hémisphère gauche, par une section parallèle aux ventricules, mais n'y pénétrant pas, on voit que le foyer d'hémorrhagie arrivait jusqu'aux confins de ce ventricule latéral ; qu'il n'était séparé de la paroi supérieure de ce ventricule que par une très-mince couche de substance cérébrale intacte. Le liquide qui sort du foyer ressemble à une gelée de groseille un peu fluide.

Lorsqu'on ouvre les ventricules, on constate que pas une goutte de sang n'a pénétré dans leur cavité.

Le foyer siége donc entièrement dans le noyau blanc de l'hémisphère cérébral gauche, en se prolongeant jusqu'à la surface des circonvolutions. Il est de la grosseur d'un petit œuf de poule, et rempli d'un sang coagulé noir, adhérent à la substance cérébrale et ne s'en allant pas par le simple lavage.

Le sang du foyer se prolonge dans une anfractuosité en rapport avec le foyer, et c'est ainsi que le sang communiquait avec la surface cérébrale.

Outre le sang coagulé, dans le foyer se trouve de la substance cérébrale ramollie.

Tout autour du foyer, sur les bords, on voit un pointillé rouge d'apoplexie capillaire, (état siégeant dans une substance ayant une coloration un peu hortensia.)

Aucune lésion apparente des autres parties de l'hémisphère.

Les nerfs de la base du crâne examinés ont paru *sains*.

Sur le lobe droit, on distingue une petite lacune excavée, à teinte jaunâtre, ocrée (ancien petit foyer), capable de loger un pois.

De même sur la face inférieure du cervelet à gauche, existe aussi une ancienne petite dépression (reste d'un ancien foyer,) de la grosseur d'un pois.

Dans le côté gauche encore, il n'existe aucune lésion du corps strié ni de la couche optique.

Pas de lésion du *cervelet* ni de la *protubérance.*

En Résumé, dans le cerveau, *anévrysmes miliaires* complets ; épanchement dans les gaînes vasculaires sous forme de petits points (*anévrysmes des gaînes.*)

Cavité thoracique :

Cœur. Quelques taches laiteuses sur le péricarde, sur les deux ventricules et aussi sur les oreillettes.

Volume ordinaire.

Pas d'insuffisance aortique.

Léger *rétrécissement préaortique.* Voir mensurations du cœur (p. 120).

Un peu d'épaississement de la valvule mitrale.

Les valvules sygmoïdes sont aussi légèrement épaissies, et contiennent même à leur base quelques petites plaques calcaires. Éraillures de deux valvules sygmoïdes aortiques situées vers la réunion du bord supérieur avec le bord adhérent.

Plaques graisseuses et athéromateuses de la membrane interne de l'aorte.

A 3 centimètres au-dessous de l'origine, deux plaques saillantes, ossiformes, formant comme de petites apophyses.

Tissu musculaire du cœur offrant un peu, quoique légèrement, la teinte couleur feuille-morte.

L'aorte thoracique présente dans sa longueur de très-nombreuses plaques d'athérome.

Au voisinage des gros troncs de la crosse, près de la sous-clavière gauche, plaque calcaire, qui a bien 1 millimètre d'épaisseur.

Les lésions se prononcent de plus en plus dans l'aorte abdominale. — Près de l'origine d'une des mésentériques, il y a deux condylômes ossiformes; dans un point, matière athéromateuse un peu boueuse, à aspect chatoyant; en plusieurs points, petites plaques calcaires aplaties. On en trouve une, formant l'éperon qui sépare les deux iliaques primitives.

Dans le tissu sous-muqueux du *pharynx*, dilatation des vaisseaux sous des *formes anévrysmales*, arrondies, miliaires, non loin de l'entrée de la glotte.

Trachée, larynx, sains.

Poumon droit (340 gr.) — Un peu de congestion sur le bord postérieur. Emphysème dans le reste.

Poumon gauche, 380 gr.

Estomac. — Dans la couche sous-séreuse du péritoine qui recouvre l'estomac, on trouve une injection vive des petits vaisseaux, dont quelques-uns ont des dilatations arrondies, *en forme d'anévrysmes*, attenant aux vaisseaux.

Foie, 770 gr. — Vésicule biliaire allongée, dépassant le

bord antérieur et contenant un calcul de la grosseur d'une petite châtaigne, arrondi, et semblant porter des parties surajoutées (mucosité et face interne éraillée). Tissu hépatique sain.

Râle. — 65 grammes. Petites plaques de périsplénite. Tissu ramolli, mais sans lésion appréciable.

Reins. — Volume normal. Réunis, ils offrent un poids de 155 grammes. Quelques kystes superficiels. Dans la couche externe des reins, on note une vive injection des petits vaisseaux, dont quelques-uns ont des dilatations arrondies, *anévrysmales*, comme les anévrysmes méningés.

Utérus et annexes sains, sauf un peu de congestion de la membrane muqueuse de la cavité, par places.

Vessie. — Pas de cystite, mais vascularisation très-prononcée. Sur quelques-uns des petits vaisseaux rougeâtres, fins, nombreux, sur *un*, surtout près du col uréthral, on voit de petites dilatations ampullaires, arrondies, existant sur le trajet de petits vaisseaux ; ce sont, comme des appendices en forme de grains. Le lavage, la pression ne les font point disparaître. On s'assure avec le microscope que ce sont de petits *anévrysmes* analogues aux *anévrysmes dits miliaires*, des méninges et du cerveau. On les voit par transparence sous la couche la plus externe de la muqueuse ; isolés, ils aboutissent bien à des vaisseaux, et sont garnis de globules sanguins, entourés d'une membrane où l'on fait apparaître assez facilement des noyaux allongés par acide acétique et carmin.

Pas d'hémorrhagie vésicale. Mais l'urine contenait de l'albumine. (Examen fait après la mort). Pas de sucre, du moins à ce moment aussi.

Mesures du cœur.

2 centimètres au-dessus de l'aorte	10	centimètres.
Anneau aortique { bord libre	8	»
{ bord adhérent	7	»
1 centimètre au-dessous de l'aorte	6	»
Base de la valvule mitrale, face ventriculaire	3	»

COEXISTENCE de FOYERS HÉMORRHAGIQUES MULTIPLES de l'ENCÉPHALE dans des cas d'ALTÉRATIONS VASCULAIRES GÉNÉRALISÉES.

Parmi les réflexions que suggère le cas précédent il en est une qui me paraît devoir, surtout actuellement, être soulignée, et qui, du reste, est confirmée également par les détails cliniques et anatomiques plus précis encore, de l'observation suivante :

C'est ce fait de la *coexistence,* dans des *cas d'altérations vasculaires multiples,* à *formes anévrysmales,* de *plusieurs foyers hémorrhagiques* dans les centres nerveux, foyers plus ou moins considérables, plus ou moins âgés, et dont le retentissement a été également plus ou moins grand sur les parties voisines.

Cette coexistence des traces dans la pulpe nerveuse d'attaques apoplectiques, correspondantes le plus souvent avec des *vaisseaux dilatés, anévrysmés,* et qui, eux aussi, offrent les particularités les plus variées, (comme sont les zones hémorrhagiques qui les entourent), est une preuve nouvelle que nous fournit l'anatomie pathologique que *l'altération des vaisseaux a été généralisée,* et cela quelquefois depuis un temps qu'on croit pouvoir même déterminer assez exactement.

Elle montre de plus que les anévrysmes ont, dans leur développement, une marche qui est loin d'être la même, et que leurs destinées sont également spéciales. Les uns, produisant de suite des désordres considérables, irrémédiables, causes des hémorrhagies mortelles; les autres n'amenant que de très-légères des-

tructions nerveuses dont la guérison même peut se
faire, et qui sont compatibles avec la vie ; quelques-
uns enfin ne montrant qu'une altération du seul vaisseau, et n'ayant point encore fait sentir leur présence
morbide sur les parties voisines. De ceux-ci, il en est
qui en restent toujours plus ou moins à ce degré, plus
ou moins prêts à se rompre, et menaces constantes
d'hémorrhagies possibles ; il en est d'autres, au contraire, qui se détruisent pour ainsi dire et s'annihilent,
les artères s'oblitérant, l'anévrysme se remplissant de
couches successives ; bientôt même le travail de dégénération granulo-graisseuse terminal apparaît quelquefois dans quelques places de ce petit système localisé,
où la vie s'est éteinte, pour ainsi dire. Ce n'est plus
alors que le *cadavre d'un vaisseau autrefois malade*,
que l'on a sous les yeux.

La clinique est, du reste, tout à fait d'accord avec
les quelques données fort résumées de ce point d'anatomie pathologique.

Dans nos observations, en effet, on voit fréquemment
noté ce fait, que des malades sont amenés à l'infirmerie
offrant des phénomènes modérés d'apoplexie cérébrale,
guérissent assez rapidement et peuvent regagner leurs
divisions avec de légères infirmités. Puis, après quelques jours ou quelques mois, parfois quelques années, ces malades sont amenés à nouveau pour des
affections analogues.

Ces affections peuvent encore n'offrir cette fois
qu'une intensité moyenne, comme aussi elles peuvent
être de suite plus graves et rapidement fatales.

Or, dans ces cas, si l'on trouve dans un vaste foyer récent des anévrysmes miliaires en fonction hémorrhagipare active, il n'est pas rare (et c'est même la règle, on peut le dire), de trouver soit dans les mêmes points, soit dans des régions plus éloignées, de petits foyers qui accusent leur âge et par la dimension et par la teinte et par le travail presque complétement achevé de leur cicatrisation.

Or, fait intéressant, ils l'accusent aussi par l'état de l'anévrysme ou des anévrysmes miliaires que l'on rencontre soit dans leur centre soit à la périphérie.

On voit fréquemment, en effet, se détacher des parties grises ou blanches du cerveau ou dans les centres opto-striés ou dans la protubérance, ou le cervelet, une tache jaunâtre, rouillée, de la grosseur d'un pois, au centre de laquelle est un corps arrondi, qui paraît plus dur, plus foncé, couleur brique ou bleu noirâtre : et des deux côtés duquel partent souvent de petites ramifications vasculaires. (Voir planches.)

Ce petit corps, de la grosseur d'un grain de mil ou d'un grain de tabac, est un *anévrysme miliaire*.

La zone qui l'entoure est une petite hémorrhagie qui s'est localisée là et qui n'a pas été assez intense pour écarter plus loin les fibres, ou labourer tout un département central *de l'anévrysme,* soit parce que la *rupture a peut être été lente,* soit parce que la *cause déterminante* qui a occasionné la fissure du vaisseau, malade sans doute depuis quelque temps déjà, a été *modérée* dans son action.

L'observation suivante, tout en rentrant dans le cadre des faits importants de *généralisation* des *lésions du système vasculaire tout entier*, va nous montrer de plus un des exemples frappants de ce que nous venons d'avancer; et l'on peut retrouver dans l'autopsie des différents points du cerveau, la manifestation morbide directe, écrite pour ainsi dire à la date de presque chacun des actes pathologiques dont nous avions été, deux fois par un hasard singulier, les témoins pendant la vie.

On avait observé ces petites attaques successives : on retrouve plusieurs petites hémorrhagies qui semblent dater de ces époques, et plusieurs petits anévrysmes dont le travail indique aussi à peu près cet âge; la dernière attaque avait été considérable et s'était rapidement faite; la mort avait suivi de près : le foyer est immense, considérable est le sang épanché, il a toutes les apparences d'un caillot récent, et les *anévrysmes* y sont rencontrés, pour ainsi dire, surpris en *fonction hémorrhagipare*.

Voici ce fait :

HÔPITAL DE LA PITIÉ.

Service de M. le docteur Marrotte. —Année 1869.

(Observation recueillie par Henry Liouville, interne du service.) (1).

Jules V.., 53 ans, charbonnier; entré le 21 mai; sorti le 31 mai 1869. Nouvelle entrée le 20 juillet 1869; mort le 23 juillet 1869.

---

(1) Toute la première partie de cette observation a été prise avec mon ami, M. Delasavinierre, qui suivait, à l'hôpital, le malade avec le plus grand soin.

RÉSUMÉ SPÉCIAL A LA QUESTION :

1ʳᵉ entrée. — Attaques successives d'apoplexie, d'une intensité d'abord légère.

(Phénomènes de paralysie et d'affaiblissement intellectuel susceptibles de se modifier.)

Céphalalgie.

Amélioration.

2ᵉ entrée. — Attaque apoplectique. { à début brusque. } { à intensité considérable. }

Mort assez rapide.

Autopsie.

Vaisseaux de la base un peu scléro-athéromateux; néo-membranes, sous la dure-mère, fortement colorées (sang).

Plaques hémorrhagiques *sous-méningées.* { *Cerveau*
Anévrysmes miliaires méningées. { *et cervelet.*

Petits foyers hemorrhagiques anciens: *Anévrysmes miliaires* paraissant aussi *anciens.*

Vaste foyer hémorrhagique récent. { *Anévrysmes miliaires.* } { *Anévrysmes des gaînes.* }

Foyer ocreux, ancien dans le cervelet (corps rhomboïdal).

Anévrysme miliaire cérébelleux.

Dilatations de formes anévrysmales (miliaires) dans les vaisseaux de la couche externe (sous-séreuse) de la vessie.

Dilatations de formes anévrysmales (miliaires et ovoïdes) dans les vaisseaux des parois de l'intestin grêle. Hémorrhagies des parois.

Mêmes dilatations vasculaires dans un rein (substance corticale).

Kystes rénaux à contenu séro-hématique.

21 *Mai* 1869. (Vendredi.) Cet homme, de taille assez grande porte sur tout son corps des traces de fatigue générale.

Il marchait encore mercredi. Avant-hier seulement commença, nous apprend-on, l'impossibilité de se mouvoir.

Il avait un gros rhume depuis quinze jours, mais le soignai peu.

Journalier au charbon de Paris, il travaille dans le goudron et dans le coke, exposé à la chaleur des fourneaux, puis au refroidissement.

Il n'avait donc eu avant ces jours derniers, aucune paralysie, et le jour du début, il dit avoir éprouvé un grand refroidissement.

Régulièrement il boit, dit-il, une *chopine* de vin à chaque repas. Mais nous avons appris depuis qu'il avait été plus réservé dans ses aveux que dans ses habitudes. Des renseignements nous le représentent, au contraire, comme ayant de nombreuses tendresses alcooliques. Sa nourriture à l'ordinaire est toutefois bonne.

Il présente à son entrée des phénomènes paralytiques manifestes sur le côté gauche du corps et sur la face.

Pas de différence sensible à la main dans les températures comparées des deux côtés.

La main droite ne serre que faiblement et la main gauche (côté paralysé) beaucoup plus faiblement encore.

Le membre supérieur gauche soulevé retombe lorsqu'on l'abandonne à lui-même. Cependant le malade, invité à essayer quelques mouvements de ce membre, remue les doigts, soulève l'avant-bras et le bras lui-même, seulement peu de temps il est vrai, mais enfin le mouvement est possible. Il lève le bras pour prendre la main qu'on lui tend, et le bras, dans ce mouvement, atteint environ 45°, tandis que la main arrive presque jusqu'au-dessus de l'épaule.

Du côté gauche encore, pas de sensibilité à la piqûre ni au froid,

Du côté droit, la sensibilité est conservée.

Toutefois le malade est dans un état d'hébétude tel qu'on ne peut obtenir de lui aucune réponse précise aux questions. Il dit seulement qu'il ne sent rien du côté gauche. Tout ce que nous avons pu constater à cet égard, c'est que le chatouillement de la plante du pied gauche détermine quelques mouvements reflexes des orteils, et que cet homme, invité à porter la main à l'endroit qu'on pique, ne la porte nulle part et dit n'avoir rien senti quand on pique le côté gauche.

Pupilles égales et assez contractées. Le malade dit qu'il voit comme un brouillard.

Peau très-légèrement moite.

Bouche entr'ouverte.

Toux grasse assez fréquente.

Céphalalgie frontale.

Le pouls est à 70, plein, régulier.

La langue tirée se projette assez en avant, mais cependant plutôt inclinée à gauche.

La sensibilité de la face est très-émoussée aussi du côté gauche dans les points où elle est conservée: en effet, sauf quelques parties de la joue et la moitié gauche de la langue, le reste de la partie gauche de la face est insensible.

Il sent bien du côté droit de la face.

Surdité de l'oreille gauche.

Voit de l'œil gauche.

23 *mai*. — Cet homme va mieux. Il serre aujourd'hui fortement de sa main gauche, moins de la droite. Il lève le bras gauche et résiste fortement sur notre demande quand on essaye de baisser ce bras.

Le bras droit résiste avec une grande énergie.

Pupilles contractées, égales, un peu contractiles.

Il dort la nuit assez fortement, dit-il, et toutefois a encore de la somnolence le jour.

Peau sans transpiration, de bonne chaleur.

N'entend pas à gauche, et entend de l'oreille droite.

Tousse de temps en temps.

Un instant on a pu penser que la paralysie était due au refroidissement; elle s'améliore en effet rapidement.

Sensibilité à la piqûre par places au membre supérieur gauche, notamment au pli du bras, à la face dorsale de la main. Elle existe aussi à la partie antérieure du thorax (côté gauche), mais elle manque au membre inférieur gauche, sauf à la face dorsale du pied, où il faut remonter jusqu'au niveau de la tête du fémur pour qu'elle commence à reparaître.

Le malade sent le froid au membre supérieur du thorax, etc., et ne le sent pas au membre inférieur, même au pied.

25 mai. — Nous le trouvons assis sur son lit, beaucoup mieux. Figure naturelle. Il cause de lui-même avec nous et ses gestes sont posés et raisonnables. Il est rétabli à peu près. Il nous dit que la force revient bien dans le bras et dans la jambe gauche. Il étend avec satisfaction ses deux bras au-devant de lui.

Il entend un peu du côté gauche, quoique, dit-il, il ait toujours été un peu sourd de ce côté.

Pupilles moyennement contractées, sensiblement égales.

28 mai. — Pupilles très-dilatées, à peu près égales, peut-être la gauche plus dilatée que l'autre.

Céphalalgie surtout à droite et seulement en avant.

Il serre assez fortement des deux mains, et en vous serrant, il vous communique des mouvements très-étendus de va-et-vient. Ces mouvements de va-et vient se manifestaient aussi l'autre jour quand il voulait serrer.

Au moment où nous l'abordions ce matin, il était assis sur son lit, la tête penchée en avant, l'air encore un peu sombre.

Toutefois, il entend mieux du côté gauche.

Sensibilité aux deux bras. La cuisse gauche est sensible à la piqûre avec un crayon. La jambre gauche et le pied correspondant sont seuls assez insensibles.

Il trouve bon ce qu'il mange.

Dans cet état, qui s'améliore encore un peu, il quitte l'hôpital pour entrer en convalescence et on peut espérer qu'il pourra reprendre, sans doute bientôt, ses travaux.

Toutefois il ne faut pas oublier qu'il est loin d'être tout à fait guéri, et que dans ses états de santé, il emporte ce fait sérieux *de petites attaques successives* (hémorrhagies cérébrales) qu'il a présentées dans un court espace de temps et qui constituent une *prédisposition pathologique spéciale*.

20 juillet 1869. — Vingt jours ne s'étaient pas écoulés,

qu'on amène sans connaissance et venant d'avoir, dit-on, une attaque apoplectique, un homme que nous reconnaissons pour l'avoir déjà traité il y a peu de temps. C'est en effet le malade qui, le mois précédent, avait présenté ces phénomènes paralytiques du côté gauche du corps et de la face ; qui avait eu de plus ces petites attaques apoplectiques successives, répétées, mais n'offrant chacune que des manifestations d'une très-courte durée.

Cette fois l'affection, tout en paraissant être la même, est d'une bien autre intensité et d'un pronostic bien plus grave.

Le malade, en effet, est dans le coma ; nous ne pouvons l'en tirer et n'avons aucun renseignement sur ce qui s'est passé.

Voici quel est l'état que nous enregistrons :

20 *juillet, soir*. — Tête inclinée fortement vers l'épaule gauche.

Globes oculaires déviés, conjugués à gauche.

Commissures labiales à égal niveau.

Pupilles contractées (0,001).

Respiration un peu stertoreuse.

Sommeil lourd, dont on le sort cependant un peu en le remuant.

Sensibilité existant des deux côtés, mais plus grande à gauche.

Pouls petit, à 88.

Température axillaire . . 35.8 }
Température rectale. . . 36.8 } grand abaissement.

Respiration, 20. Elle est haute, pénible, intercostale surtout.

Refroidissement général du corps.

Pas de congestion du côté de la peau.

Ne parle pas, ne répond pas.

Côté droit plus faible.

Un peu de contracture du membre supérieur droit.

9

Un peu de paralysie du mouvement à droite ; mais le malade peut encore exécuter quelques petits mouvements.

Il a beaucoup vomi.

Urine sous lui.

21 *juillet.* — Aggravation très-notable.

Sueur sur toute la face et le corps. Sueur assez froide ; mais la peau est toutefois notablement plus chaude qu'hier.

Pulsations. 80

Température rectale . . . . . . 39°,8 } élévation notable.
Température axillaire. 38
Respiration. 38

22 *juillet.* — Aggravation générale.

Pulsations. 140
Température axillaire. 39,6
Température rectale. 40,6

Tendance des deux globes oculaires qui ne sont pas toujours fixés, à la déviation conjuguée à gauche et en haut. Ils offrent parfois quelques petits mouvements de latéralité.

Pupilles étroites, la gauche mesure à peine de 0,001 à 0,001 1/2.

Congestion assez vive des sclérotiques et des conjonctives.

Tête inclinée vers l'épaule gauche.

Les muscles du cou l'attirent assez fortement, et l'y ramènent après que l'on a cherché à la placer de l'autre côté.

Sueur abondante sur la face qui est congestionnée dans quelques points surtout.

Respiration suspirieuse ; déjà un peu trachéale.

Le malade évacue sous lui.

Toujours hémiplégie droite, sauf la sensibilité conservée, mais émoussée.

Se sert encore de sa main gauche, de son pied gauche, il le remue facilement.

Très-sensible au pincement.

Midi. — Les globes oculaires ont toujours de la tendance

à la déviation conjuguée vers le côté gauche, en haut ; toutefois, il n'y a pas une fixité absolue ; de temps en temps, mouvement de roulement dans le même sens, synergique.

Pupilles très-contracturées.

Ses yeux sont injectés (conjonctive). Vascularisation.

Respiration, 72.

Pouls très-dépressible, très-mou, irrégulier.

L'agonie a duré encore plus d'une journée sans que le malade offrît rien de plus remarquable. Le coma s'est de plus en plus prononcé, et la respiration de plus en plus gênée (râles trachéaux bruyants) a amené la mort le 23 juillet 1869.

Autopsie faite le 24 juillet 1869.

Le crâne n'est point facile à casser.

Les pupilles sont égales et dilatées (0,004).

Au-dessous de la dure-mère du côté gauche, néo-membranes disséminées, infiltrées de petites traînées sanguinolentes existant principalement dans la région sphénoïdale. Les vaisseaux de la face superficielle du cerveau sont très-tendus et gorgés de sang, les veines surtout. Les sinus de la dure-mère sont remplis de sang. La turgescence et la diminution de consistance de la masse encéphalique sont surtout prononcées du côté gauche. On note une hémorrhagie sous la pie-mère à la partie médiane et latérale du lobe gauche, ainsi qu'au niveau des parties de la base du cervelet qui touchent à la boîte crânienne.

Du côté droit, on trouve dans la partie postérieure du ventricule un ramollissement de teinte ocrée, enveloppant un ancien foyer hémorrhagique creusé, capable de contenir

---

(1) Dans l'intérieur du cerveau, non loin des foyers, on a trouvé quelques petits *anévrysmes* dont la teinte et la dureté indiquaient leur âge déjà avancé. Ils étaient très-nets à la simple vue.

une noisette. Les bords en sont irrégulièrement déchiquetés. Les vaisseaux extérieurs de ce lobe sont injectés, mais ne paraissent pas, à la première vue, très-athéromateux. Toutefois par places quelques petites plaques existent sur certains conduits; elles sont dures, jaunâtres.

Le côté gauche offre une hémorrhagie récente qui occupe la couche optique. Celle-ci est déchirée et infiltrée de sang. Le corps strié est par le même fait démoli complétement dans toute sa partie postérieure (noyau intra et extraventriculaire). De plus, l'hémorrhagie a détruit une partie de la substance blanche environnante, de telle sorte que la cavité qui en résulte peut être de la contenance d'une noix. Le tissu cérébral est déchiqueté, de teinte très-injectée (teinte hortensia, parsemé de petits points hémorrhagiques (apoplexie capillaire, *anévrysmes* dans les *gaînes lymphatiques* des vaisseaux). Au milieu et sur les parois ainsi altérées, on voit adhérer des caillots, les uns appendus comme des grappes à des vaisseaux fortement injectés (*anévrysmes* de la grosseur d'un grain de millet et d'une petite groseille. Ils sont rougeâtres, remplis de sang extravasé, et tout à fait actifs, *en fonction*). Dans d'autres points, on trouve que la substance altérée qui fait partie du foyer est comme contusionnée, grenue, et présente un piqueté vasculaire des plus notables. Ici encore nous retrouvons des dilatations anévrysmales dans les gaînes gorgées de sang infiltré.

Dans quelques points restés intacts de la voûte ventriculaire existent des *zones marbrées* (1), très-apparentes aux di-

---

(1) Ces *zones marbrées*, qui tranchent si nettement avec les colorations normales des parties cérébrales sont analogues à celles rencontrées par nous déjà à la coupe de quelques *cerveaux* de *vieillards* (1868).

Elles ressemblent également à celles que nous avions constatées aussi sur la substance *grise* soit périphérique, soit centrale dans certains cas de *convulsions répétées*. Nous les

verses coupes, et résultant de teintes différentes et anormales dans la couleur de ces parties.

De plus état piqueté, vasculaire : les vaisseaux de la pie-mère se détachent en exulcérant un peu la substance grise superficielle. Des traces d'*athérome* sont vues sur une des branches de la sylvienne. Les vaisseaux de la pie-mère sont très-gorgés de sang.

Dans différents autres points, et près de petites hémorrhagies à teinte ocrée, qui existaient à différentes places intra-cérébrales, nous avons rencontré des *anévrysmes*, le plus souvent enkystés dans la petite cavité jaunâtre qui avait été le siège de l'*hémorrhagie*. Ce sont des *anévrysmes* anciens , *éteints*, par opposition à ceux que nous avons indiqués, si rutilants, récents, *actifs*, sur les bords du foyer nouveau hémorrhagique et appendus aux vaisseaux qui flottent à l'entour de l'excavation cérébrale produite par la nouvelle et plus profonde atteinte.

Un *anévrysme miliaire*, de la grosseur d'une tête d'épingle, se trouve entre les circonvolutions du *cervelet*, tout à fait sur la substance grise d'une crête cérébelleuse, sur laquelle il s'est fait une petite loge excavée, teintée de rouge brun ; cet ané-vrysme est appendu à un vaisseau qui se distingue très-bien et qui est lui-même une branche des vaisseaux de la pie-mère, dont il fait tout à fait partie. Il est donc plutôt extra-cérébelleux.

---

avions vues dans l'*épilepsie* avec M. le Dr A. Voisin, à Bicêtre (1866); et en 1869, à la Pitié, nous les avons retrouvées dans plusieurs cas de *tétanos* (cerveau et moelle), dans ceux sur-tout où des *lésions médullaires* nous parurent exister très-nettement principalement aux *renflements spinaux*, correspon-dant aux *nerfs des parties* primitivement *lésées*.

Enfin, nous les avons observées également sur les centres nerveux d'une femme de 46 ans, qui succomba à des *acci-dents* intenses de *chorée*, compliquée d'une *endocardite aiguë*.

(Voir *Bulletins de la Soc. de biologie*, 1869 et 1870).

Dans la protubérance, on note deux petits foyers ocreux, un peu allongés d'avant en arrière, presque symétriques, à un millimètre environ chacun du raphé médian, celui du côté droit un peu plus prononcé que celui du côté gauche. Ils sont peu profonds, car dans une coupe faite à un demi-centimètre plus bas (coupe horizontale), on ne retrouve plus que des traces du foyer hémorrhagique ancien (couleur jaune bistre). Toutefois, à gauche existe un *anévrysme miliaire*, placé au confluent des pédoncules cérébelleux de ce côté.

De plus, dans un point du corps rhomboïdal du côté droit cervelet), on trouve un *ancien foyer* hémorrhagique avec des vaisseaux dilatés, apparents. De plus, un petit anévrysme se voit sur une des parties altérées.

Un autre anévrysme miliaire, dur, paraissant plus ancien, est encore constaté dans la substance grise du cervelet.

Cavité abdominale.

La vessie est pleine d'urine, son volume est tout à fait anormal, tant a été grande la distension. L'urine est foncée ; toutefois elle ne paraît pas contenir de sang. Dans les couches de la vessie distendue, vers la partie supérieure, dans la couche sous-séreuse, les vaisseaux sont très-dilatés, et, dans plusieurs points, on trouve sur leur trajet, appendues de petites tumeurs arrondies remplies d'un sang qui paraît bien enkysté ; tumeurs dures soit de la grosseur d'un grain de millet, soit un peu plus grosses (presque une groseille). On y distingue un vaisseau qui y arrive, et un autre vaisseau qui paraît en partir.

On a pu, en recherchant avec soin, en constater quatre autres pareilles dans différents points de la couche externe. Ils n'avaient point ulcéré la séreuse (1).

---

(1) Il pourrait s'agir aussi, dans ce cas, de dilatations variqueuses de formes anévrysmales ; car s'il nous fut impossible,

Sur un des point de l'intestin grêle où les vaisseaux sont également congestionnés, on trouve une petite hémorrhagie sous la séreuse, de la grosseur d'un grain de millet : elle est formée aux dépens des *artères*.

La face interne de l'intestin offre l'aspect de quelques vascularisations, mais n'est point ulcérée.

Les glandes de Peyer ne sont malades dans aucun point. Pas de psorentérie.

En examinant de plus près *l'intestin grêle*, on voit que c'est dans la partie inférieure de l'iléon que se remarquent les petites hémorrhagies qui existent dans plusieurs points, offrant des aspects un peu différents comme forme.

Dans trois points, elles se présentent comme ayant la grosseur d'un grain de millet ; elles sont nettement enkystées, et ressemblent encore en cela de suite à de *petits anévrysmes*.

Elles sont intrapariétales, se voyant très-bien par la face interne ; mais elles n'ont point perforé la muqueuse, qui n'est à leur niveau que teintée en rouge vineux, et couleur brique. Cette coloration n'est aussi que dans un petit espace arrondi.

Examinées du côté de la séreuse péritonéale, elles se voient aussi ; mais de même de ce côté, sans travail consécutif, d'ulcération, ni même d'irritation vive.

Pas de trace d'adhérences.

Un examen micrographique nous montre que ce sont de *véritables anévrysmes* qu'on ne peut mieux comparer qu'à ceux dits *miliaires* rencontrés dans le cerveau.

---

dans ce cas, de reconnaître la composition réelle de la couche caractéristique des artères, les vaisseaux avaient subi une telle modification de structure que nous ne pûmes également affirmer aussi une véritable gaîne veineuse. Comme aspect extérieur, comme volume, comme rapports, il n'eût pas été permis non plus d'assigner une différence entre une pareille altération et celle qui est bien réellement appelée *anévrysme miliaire*.

Dans d'autres points, il y a aussi de petites hémorrhagies pariétales, mais celles-ci ne sont point arrondies, enkystées, en forme d'anévrysmes ; elles paraissent avoir lieu autour du vaisseau probablement ulcéré, rompu en un point (hémorrhagie plus diffuse et qu'on peut comparer aux *anévrysmes de la gaîne* également observés dans le cerveau en différents points) (1).

Dans le *rein* gauche qui présentait une vascularisation assez notable, se voyait aussi, au milieu de la substance corticale, mais plutôt plus près de la surface, une petite hémorrhagie, un peu plus grosse qu'une tête d'épingle, et paraissant enkyster, dans l'épanchement hématique diffus, une petite dilatation vasculaire, plus petite, centrale, et rappelant tout à fait la *disposition anévrysmatique*. Non loin de là se trouvaient quelques kystes de grosseur variée, presque tous à la surface, mais de contenus différents : la plupart séreux, transparents. Deux seulement offraient un liquide brunâtre *sero-hématique*. Ses enveloppes étaient les mêmes, mais il y avait eu mélange du *sang* à la sérosité ordinaire.

Cavité thoracique.

Hypostase des poumons. Dans quelques points, tendance

---

(1) Dans d'autres autopsies pratiquées cette même année (1868) à la Salpêtrière, nous avons eu l'occasion de rencontrer des modifications pathologiques analogues observées sur quelques *vaisseaux de l'intestin*, et dans plusieurs de ces cas, nous avons constaté des extravasations sanguines très-apparentes sur la face interne et des *hémorrhagies* dans la cavité même de l'intestin.

Dans un cas, des matières muco-sanguinolentes correspondaient exactement aux ecchymoses et aux infiltrations sanguines pariétales, qui dépendaient elles-mêmes de l'altération spéciale des petits vaisseaux avoisinants.

Dans ces cas, l'ensemble de l'appareil circulatoire nous paraissait également malade.

au passage du premier au deuxième degré de la pneumonie.

Les bronches et la trachée sont remplies d'une spume un peu teintée de couleur hématique.

Le cœur est très-volumineux. Les parois du cœur gauche sont très-épaisses, 0,035 au maximum. L'endocarde est blanchâtre, rugueux, épais; il existe une sorte de gonflement en *dos d'âne* au milieu de l'anneau sous-aortique. Dans quelques points du ventricule gauche, traces *d'endocardite ancienne* avec quelques petites plaques rougeâtres hémorrhagiques ne disparaissant pas sous l'eau; à ces niveaux, *myocardite.*

Le doigt introduit de la pointe du cœur vers l'aorte se trouve comprimé à 0,01, à peu près au-dessous de l'anneau aortique (1).

Mensurations du ventricule gauche.

Aorte 0,075
Anneau aortique { bord libre 0,070
{ bord adhérent. 0,077
Anneau sous-aortique. 0,067
Valvule mitrale (face ventriculo-aortique). 0,028
Épaisseur maximum des parois du ventricule gauche 0,025
Hauteur du ventricule gauche. . . . . . . 0,095.

INFLUENCE DE L'AGE.

Cette dernière observation a de plus, pour nous, une

---

(1) La disposition du *rétrécissement sous-aortique,* que les premiers nous avons signalé avec notre maître M. Vulpian (voir *Archives de physiologie ; Société anatomique et Société de biologie* 1868-1869), est ici assez nettement indiquée.

On la retrouvait encore très-accusée dans une observation précédente, page 98.

certaine importance, en ce qu'*elle concerne un homme*
de l'*âge moyen* de la vie.

Or, au moment où j'avais l'honneur de présenter
mes premiers faits à la Société de biologie, j'avais cru
devoir constater les *désiderata* suivants, dans nos con-
naissances sur ce sujet (1).

« Si des faits nouveaux, disions-nous (8 octobre
« 1868), viennent s'ajouter à ceux-ci, comme nous
« sommes porté à le croire, il faudra donc désormais,
« dans la question de la formation des anévrysmes
« miliaires du cerveau et dans leurs conséquences si
« importantes, tenir un compte sérieux de certaines
« altérations vasculaires, qui amènent une disposition
« spéciale du système circulatoire à modifier sa forme,
« et même à se rompre en partie ou en totalité, sous une
« influence générale et par un processus identique.

Et nous ajoutions :

« Jusqu'à présent, nos observations n'ont porté que
« sur des *vieillards*.

« Les mêmes recherches seraient donc intéres-
« santes à poursuivre dans les autres conditions de
« la vie. »

Or, dans le cours de ce travail, on a pu voir que des
altérations disséminées des vaisseaux pouvaient se
rencontrer quelquefois chez des enfants; des hémorrhagies cérébrales, avec anévrysmes miliaires, se produire chez de jeunes adultes ; qu'on avait observé des

---

(1) Liouville, Comptes rendus de la Soc. de biologie, 1868.

anévrysmes multiples et des modifications morbides artérielles généralisées avant l'âge moyen de la vie; enfin qu'une véritable diathèse anévrysmatique avait été nettement constatée chez un homme qui n'avait pas encore atteint 60 ans.

De plus, en ajoutant la dernière observation que nous venons de relater (p. 124) et où l'âge de 53 ans est indiqué, on voit se combler ainsi une des lacunes que nous-même signalions, lorsque, pour la première fois, en juillet 1868, nous nous décidions, d'après les conseils de M. Vulpian, à publier les premiers faits sur lesquels nous avions cru pouvoir, dès ce moment, établir la *généralisation de certaines altérations* de l'appareil circulatoire.

Ces nouvelles constatations justifient donc la prédominance que, dans cette question spéciale, nous avons, dès le début, cru pouvoir assigner à *la maladie* sur *l'âge* même, tout en ne méconnaissant nullement les désordres fonctionnels particuliers qui marquent le plus souvent la dernière période de la vie.

On le voit donc (et autorisé par de nombreux faits nouvellement observés, nous insistons sur cette idée générale), il est une *vieillesse anticipée* que peut presque toujours trahir, en dehors de certaines autres manifestations, l'interrogation complète de l'appareil circulatoire.

La *sénilité prématurée des artères*, dont la signification nous paraît de la plus haute importance, depuis surtout que nous en savons l'extension possible et la *généralisation évidente* doit donc être recherchée par le médecin comme un moyen diagnostique important, et peut même devenir alors une source précieuse d'indications prophylactiques (1).

Or, des études récentes et l'application des procédés graphiques aux recherches de ce genre, poussées si loin par l'impulsion des beaux travaux de notre maître et ami, *M. Marey*, permettent maintenant d'obtenir avec précision ces notations si utiles, de les raisonner et d'en tirer parti comme éléments de diagnostic.

Déjà M. Marey indiquait, en 1863, qu'il est facile de reconnaître les caractères de « *l'ossification arté-*

---

(1) La question de la *prophylaxie* ne devait naturellement point prendre place ici : mais l'observation suivante relatée par l'un des plus distingués cliniciens de l'Allemagne, le professeur Bamberger (*), ne doit pas rester sans profit pour le praticien :

« L'homme dont il s'agit avait trente ans, et sa santé n'of-
« frait de désordres que des maux de tête, dont il souffrait,
« peut-être plus dans les derniers temps. On lui conseilla
« l'hydrothérapie, et au moment où il recevait une douche
« froide sur la tête, il tomba frappé d'apoplexie.

« Après un coma profond, dans lequel il y avait absence
« de mouvements volontaires et diminution considérable des
« mouvements réflexes, la mort arriva le lendemain.

« On constata, à l'autopsie, une hémorrhagie due à la rup-
« ture d'un *anévrysme de la basilaire* du volume d'un noyau
« de cerise, avec une perforation de la dimension d'une tête
« d'épingle. »

(*) BAMBERGER : *Ueber Hirnkrantheiten (Verhand lungen der physikalisch medinischen Gesellschaft in Würzbourg).* 1856, sechster B. 295 s.

rielle (1) chez des sujets qui n'étaient point encore des vieillards, par l'âge au moins.

« Il donne le tracé du pouls d'un *homme de 52 ans*, « qui, ayant succombé à une hémorrhagie céré- « brale, laissa voir une *aorte ossifiée* à un haut degré « et des carotides, ainsi que des artères cérébrales in- « crustées de dépôt calcaire. »

Malheureusement, on ne faisait point à cette époque la recherche attentive des altérations anévrysmales des petits vaisseaux.

Plus récemment, dans ses *Études sur le pouls*, M. P. LORAIN fait, à plusieurs reprises, ressortir avec grand soin, l'utilité que, dans la pratique, le *sphygmographe* peut encore rendre pour la constatation de l'état des ar- tères, « qu'il est permis de juger par la forme du « pouls, indépendamment de toute maladie du cœur. « On y peut reconnaître entre autres des caractères « propres à l'état habituel du sujet, et qui marquent « la prédisposition à l'apoplexie. »

Nous-même avions pensé que l'on pourrait dans certai- nes circonstances recourir avec utilité aux tracés sphyg- mographiques non-seulement pour compléter l'obser- vation, mais pour éclairer, dans quelques conditions spé- ciales, des points douteux de diagnostic, et en présence d'une petite attaque ou d'une série de petites attaques apo-

---

(1) Le mot *ossification* demanderait peut-être à être modifié, les recherches histologiques ayant démontré que ce n'est point du tissu osseux que l'on observe dans ces altérations spé- ciales même profondes des artères. Celles-ci sont plutôt cré- tifiées, *calcifiées*.

plectiques, demander au système artériel général, quelle part il a eu dans la manifestation morbide locale, quel rôle il aura peut-être encore à jouer dans des désordres qu'il est important pour un médecin d'avoir su prévoir.

Nous avons donc dans ce but recueilli et recherché près de nos collègues, des exemples de tracés se rapportant au sujet sur lequel nous insistons aussi.

Nous en donnons quelques-uns, qui nous paraissent par leur précision, parler à l'esprit plus nettement et d'une façon plus saisissante que ne pourrait le faire la description la plus minutieuse.

Mais avant tout, il nous paraît indispensable de fournir d'abord quelques types de tracés *de Pouls sénile* recueillis chez des vieillards.

Une pareille dégénérescence des vaisseaux peut bien, à ce moment-là surtout de la vie, ne pas entraîner par elle-même des troubles partout très-manifestement et fatalement sérieux de la circulation, mais elle crée tout au moins une prédisposition à certaines explosions morbides.

Il est incontestable que dans cette période de la vie, s'observe, parmi les causes les plus fréquentes de la mort, l'*apoplexie cérébrale* et que la dégénérescence vasculaire dont nous parlons, se rattache à elle par des liens très-directs.

Quatre caractères surtout constituent pour M. Marey les principaux indices du *Pouls sénile*. Le sphygmographe permet de les constater tous quatre d'une façon très-précise.

Ce sont :

L'ascension brusque, quelquefois saccadée.

Le plateau horizontal, ou ascendant.

La tombée brusque de la courbe, après le plateau systolique.

L'absence de rebondissements sur la ligne de descente.

Dans les tracés suivants, il sera possible de retrouver ces quatre caractères, les uns naturellement peut-être un peu plus marqués que les autres.

Voici d'abord, les tracés du Pouls radial (1), recueillis à la Salpêtrière en 1868, chez une femme âgée de plus de 70 ans.

Les tracés ont été pris à plusieurs jours d'intervalle.

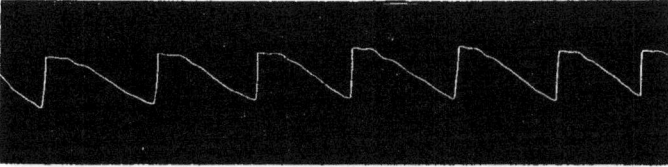

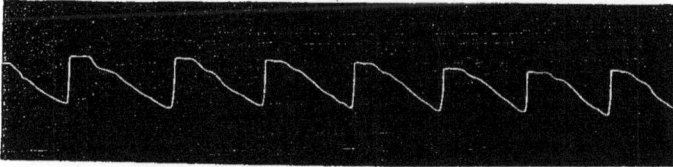

Le tracé suivant, recueilli par M. Longuet, avec son nouveau sphygmographe, se rapporte à un homme

---

(1) Dans des cas spéciaux, ou devant certaines difficultés matérielles, il est important de savoir que le *pouls pédieux*,

âgé de 63 ans, entré pour une affection cardiaque (insuffisance aortique), le 21 mai 1869, et offrant un état athéromateux des vaisseaux des plus nets.

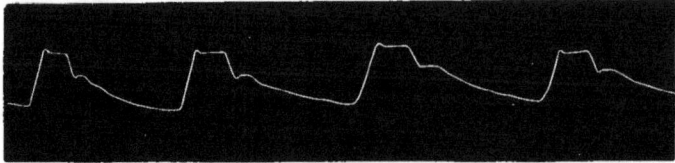

C'est sur des malades frappés par l'*Hémorrhagie cérébrale* que les tracés suivants ont été recueillis.

Je les dois à l'obligeance de mon collègue M. Quinquaud. Le premier est pris sur la radiale du côté paralysé (23 avril 1870).

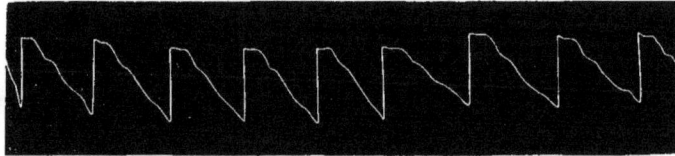

Il s'agit d'un homme.

Les autres sont pris sur la radiale, du côté non paralysé.

---

traduit les mêmes modifications athéromateuses et séniles que le pouls radial.

Voir *Dolbeau :* Leçons sur le mal perforant. (Clinique chir. Paris, 1867.)

Massalona : Thèse doct. Paris, 1868.

Wolff : Characteristik des arterien-puls.—Leipzig, 1865.

Il s'agissait d'une femme.

Les tracés ont été pris à cinq jours de distance (2 et 7 mai 1870).

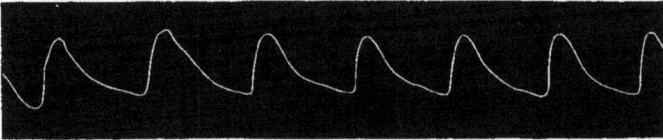

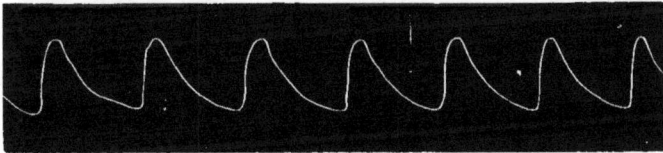

L'atherome artériel est encore très-net dans le tracé que voici, recueilli par M. Longuet, sur un homme âgé de 63 ans, et frappé le 28 novembre 1869 d'hémorrhagie cérébrale :

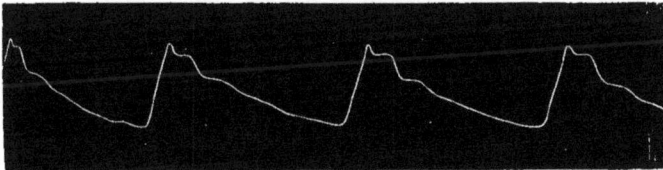

Dans cet ordre d'idées, je crois intéressant de reproduire quelques tracés recueillis, *pendant l'attaque apoplectique même*, dans la dernière période.

On constatera quelles modifications sont imprimées aux conditions de la circulation, à ces moments de désordres si intenses.

Le jour de l'attaque même, un vieillard, dont mon

10

collègue et ami, **M.** Troisier, prenait l'observation en
1869, à Bicêtre, donnait le tracé radial suivant :

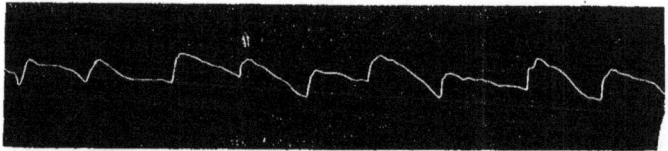

Nous même recueillions aussi *le jour de l'attaque*, un
tracé sphygmographique, pris sur l'artère radiale d'une
femme âgée, du service de **M.** Vulpian, à la Salpêtrière (1868).

Le début de l'apoplexie remontait à 10 heures seulement :

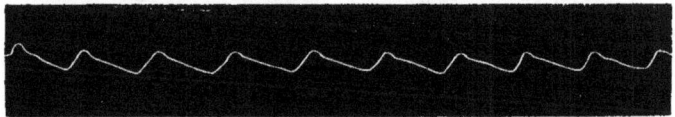

Dernièrement (juin 1870), dans le service de
M. Charcot, à la Salpêtrière, nous enregistrions, avec
l'appareil de Marey, les tracés suivants, recueillis successivement sur chacune des radiales d'une femme
âgée de 86 ans, qui *depuis 3 jours* était dans un *coma
apoplectique* et dont la fin semblait prochaine :

BRAS GAUCHE.

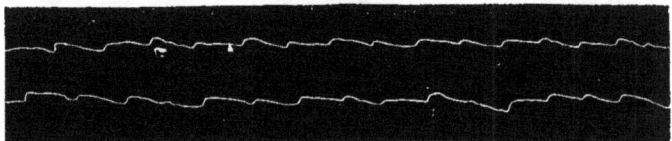

BRAS DROIT.

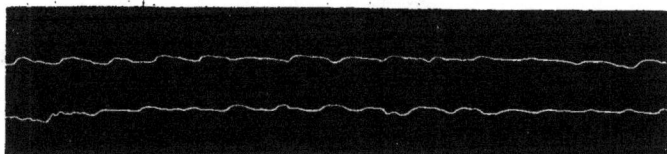

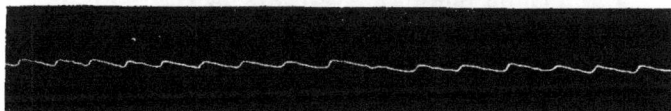

Nos trois derniers Tracés concerneront des sujets jeunes (de 25, 28 et 45 ans).

Les deux premiers ont été recueillis sur des malades déjà atteints d'hémorrhagie cérébrale.

Le troisième, n'avait point encore présenté d'aussi graves manifestations cérébrales. C'était un alcoolique chez lequel, malgré l'âge peu avancé encore, l'appareil vasculaire était déjà profondément miné.

C'est donc un des exemples qui vient à l'appui de ce que nous avons dit plus haut, et qui nous donne l'image des lésions du vieillard, à l'âge où l'économie, au contraire, devrait manifester toute sa vigueur normale.

Nous retrouverons encore dans le Tracé suivant, un nouvel exemple confirmatif des lésions vasculaires survenues par le fait des modifications imprimées par la *grossesse*.

Nous retrouverons également dans l'image que donnera le pouls radial, interrogé après une attaque d'*hémorrhagie cérébrale*, une ressemblance presque com-

plète avec celles que donnent les vaisseaux athéromà-
teux des vieillards.

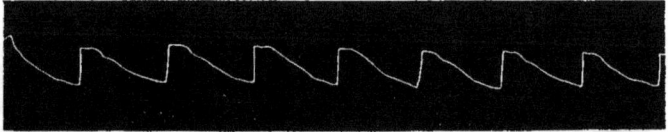

Cette jeune femme n'avait que 25 ans.

Dans ce cas, il faut tenir un certain compte de l'*état
de puerpéralité*.

On sait en effet que la fonction de la circulation
subit dans ces conditions des modifications incontes-
tables et qui vont en augmentant jusqu'à l'accouche-
ment. Toutefois ici, la malade n'était enceinte que de
sept mois et demi.

Parmi les modifications auxquelles nous faisons allusion on a signalé la *lenteur*, le *plateau*, et le *crochet*.

Ici le crochet manque, la lenteur est moyenne, mais
le plateau est évident ; et j'insiste sur cette constatation très-intéressante du *plateau*, en présence d'une
hémorrhagie cérébrale, dans laquelle on put à l'autopsie
constater des *anévrysmes miliaires cérébraux*.

Ce tracé, que je dois à l'obligeance de mon collègue
M. Quinquaud, se rapporte en effet à l'observation
tirée du service de M. le D^r. Axenfeld, alors à Saint-
Antoine, observation qui figure à la page 106.

L'examen par le tracé me semble donc avoir révélé
ici, plutôt un état morbide profond de la circulation,
capable des désordres les plus graves, qu'une modification transitoire, et le plus souvent sans graves consé-

quences, comme celle qu'imprime la grossesse normale.

Le tracé suivant a été pris sur la radiale d'un jeune homme de 28 ans, qui était placé dans le service de la Clinique de M. Béhier, à l'Hôtel-Dieu, et dont les accidents cérébraux remontent à quelques mois à peine :

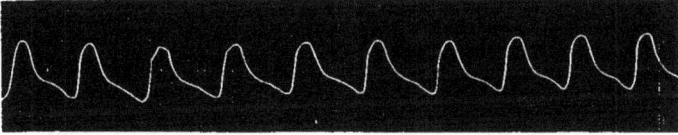

Enfin, nous inscrivons ici le tracé de l'homme alcoolique dont nous parlions plus haut, et qui, âgé de 45 ans seulement, présente déjà dans l'état de ses vaisseaux comme aussi dans ses maladies, le cachet manifeste de la vieillesse.

C'est un des exemples auxquels nous faisions allusion en parlant de la *sénilité prématurée des artères* :

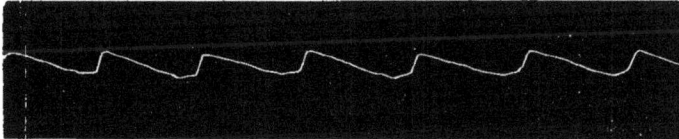

Nous pourrions assurément multiplier les exemples, mais ils ne feraient que reproduire la physionomie propre que l'on attribue au pouls indicateur de l'altération athéromateuse des artères.

On voit en effet entre la ligne d'ascension et la ligne de descente, un trait horizontal, d'une longueur parfois notable. C'est la ligne connue en sphygmographie sous le nom de *Plateau.*

On voit de plus une *absence* presque absolue du *dicrotisme*.

Ces deux phénomènes se rattachent à la perte d'élasticité des artères. On les donne comme propres au *pouls sénile*. Mais, fidèle à notre distinction entre la maladie et l'âge, nous croyons devoir les envisager dans le sujet actuel, comme la traduction, tout acte de naissance à part, d'un état altéré du système artériel, dont ils constitueraient d'excellents indices révélateurs.

Voilà donc des signes importants, que l'on doit toujours chercher, lorsque cela est possible, à constater et à bien interpréter, pour les ajouter avec leur valeur raisonnée (1) aux autres renseignements qu'auront déjà pu fournir les examens complets de tous les différents organes...

Ces notations sur lesquelles nous avons insisté pourraient donc servir à prévoir une prédisposition à l'attaque hémorrhagique, et à ce titre elles ne doivent pas être négligées.

Mais une fois la lésion produite est-il possible d'en affirmer pendant la vie le diagnostic précis?

Problème assurément important, et qui, depuis longtemps, préoccupe à juste titre les médecins.

En un mot, peut-on toujours un état apoplecti-

---

(1) Comme le fait très-justement remarquer M. P. Lorain, le fait du rapport entre le caractère athéromateux du pouls et l'apoplexie cérébrale acquiert toute sa valeur et devient très-démonstratif lorsqu'il se rencontre chez un homme *peu avancé en âge. Etudes de médecine clinique,* par P. Lorain. 1870. (Le pouls.)

forme étant donné, diagnostiquer avec certitude une attaque hémorrhagique d'une attaque de ramollissement par exemple?

Actuellement, je ne crois pas que l'on possède encore des signes assez nombreux, assez bien établis pour asseoir sérieusement un diagnostic toujours rigoureux.

Toutefois, il ne faut pas négliger les tentatives faites, dans ce sens, en utilisant une notation exacte de *la température*.

Dès ses leçons de 1867, M. Charcot insistait déjà beaucoup sur ce point, et dans les observations de ses élèves, MM. *Bourneville, Durand, Lepine,* on voit bien signalés avec soin l'*abaissement initial*, quelquefois *énorme* (première phase du travail hémorrhagique), puis *l'élévation* rapidement *considérable*.

Ces constatations, nous les avons faites aussi avec M. Vulpian, et dans le cours de ce travail (pages 49 et 115), nous avons, de plus, cherché à insister sur la notation intéressante de la *température élevée*, observée pendant *l'agonie*, dans ces affections cérébrales, et sur *l'augmentation* même de cette température, constatée encore quelques instants *après la mort*.

On consultera donc, parfois avec grand fruit, la *marche de la température*; mais naturellement, en interprétant ses données comparativement avec les autres manifestations, et en ne demandant pas à ce signe, plus assurément, que jusqu'à présent il ne peut fournir.

CONCLUSIONS.

Sans doute, d'autres lacunes restent encore à combler dans cette question toute nouvelle, mais les faits que nous avons relatés nous paraissent dès aujourd'hui suffisants pour affimer :

Que les *petits anévrysmes* qu'on rencontre dans l'encéphale et ses méninges lors d'un grand nombre d'hémorrhagies méningées et cérébrales, se trouvent souvent encore, en même temps, répartis dans d'autres régions, dans d'autres organes du corps, et que là aussi, ils peuvent être invoqués, souvent également, comme une des *causes probables* d'épanchements sanguins plus ou moins considérables.

Ainsi se comprendrait, comme cela nous paraît indiscutable pour les foyers de l'Encéphale et quelques collections hématiques de ses enveloppes, le mécanisme par lequel dans *certaines circonstances*, se feraient quelques *apoplexies* dont les *méninges* et la *substance médullaire*, peuvent devenir le siége; le mécanisme de quelques *hémorrhagies* de la *Rétine*, du *Péricarde*, de *l'œsophage*, et du *Tube gastro-intestinal*; de quelques *Epistaxis*; de quelques *hémoptysies* et *pleurésies* ou *péritonites hémorrhagiques*, enfin de certaines *hématuries*.

De plus, nous pouvons ajouter que toutes ces lésions si manifestes, et qui, mieux recherchées, apparaîtront assurément plus nombreuses, et dans des cas sans doute plus variés encore semblent être la traduction d'une *cause générale* dominant profondément l'économie, mais n'étant seulement peut-être que *préparatoire.*

Cette *cause générale,* qu'il nous sera certainement donné de connaître en maintes circonstances, et qui déjà nous est apparue évidente en dehors de l'influence de l'âge, dans *plusieurs cas de cachexie* ou *de diathèse,* prédisposerait donc ainsi l'appareil circulatoire à se modifier dans un sens partout identique; et ces altérations pathologiques, une fois ainsi produites, il surviendrait plus ou moins tard et dans des conditions assurément fort variées une autre cause, *cause spéciale* qui, cette fois, serait *déterminante.*

Celle-ci, il nous faut avouer ne pas pouvoir toujours la reconnaître, peut-être par l'imperfection de nos moyens actuels d'investigation; et cependant, c'est elle, à n'en pas douter, qui produit définitivement les derniers effets, dont la gravité diffère suivant *son intensité, l'etat des forces individuelles* ou *l'importance fonctionnelle des organes* qu'elle a frappés.

Nous sera-t-il donné un jour de la saisir elle aussi, et de la fixer définitivement; tout en l'espérant, je n'ose l'affirmer; mais n'est-ce point déjà connaître quelque chose que de savoir qu'il y a de ce côté, certainement encore beaucoup à faire.

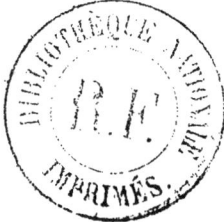

TABLE DES MATIÈRES.

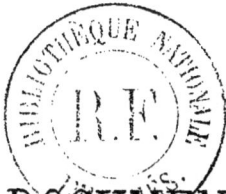

DOCUMENTS ADDITIONNELS

DOCUMENTS ADDITIONNELS

L'appendice que nous ajoutons à notre travail, doit renfermer certaines Observations qui n'ont pu être que citées ou résumées trop brièvement et en contenir également quelques nouvelles qui par un ou plusieurs points ont directement rapport à la question.

Je dois plusieurs de celles-ci, récemment recueillies dans les hôpitaux de Paris, à quelques uns de mes collègues d'internat, auxquels j'adresse mes remercîments très-sincères ; ils ont bien voulu continuer vis-à-vis de moi ces traditions d'obligeance scientifique qui, chez eux, n'ont jamais fait défaut à ceux qui veulent travailler.

Nous n'avons naturellement point ici de divisions ni de subdivisions à faire. Quelques réflexions accompagneront le plus souvent les Observations, et c'est ainsi que se placeront, d'une façon résumée, quelques nouvelles recherches histologiques sur la structure des anévrysmes miliaires et les altérations des vaisseaux qui leur donnent naissance.

11

Enfin les dernières Observations que nous relaterons montreront, par l'existence d'*anévrysmes miliaires* rencontrés sur des *vaisseaux de la moelle épinière*, et tout à fait semblables à ceux qui ont été décrits *dans le cerveau*, que l'on devra s'attendre à retrouver des lésions presque identiques dans les deux parties, du reste si semblables à tant de points, du système ner-veux central.

Entrons de suite en matière :

Les deux premières observations concernent des malades âgées amenées dans le service de M. Vulpian, à la Salpêtrière; l'un de ces faits a été recueilli par nous en 1868, l'autre par notre ami M. Hallopeau en 1869.

Ce sont encore des exemples d'*anévrysmes miliai-res multiples*, constatés dans des cas où il y avait, également, une altération athéromateuse de l'appareil circulatoire :

HOSPICE DE LA VIEILLESSE (FEMMES).

Année 1868. — Service de M. le Dr Vulpian.

Observation recueillie par Henry Liouville, interne.

Fos..... Anna, 80 ans.

Entrée le 9 novembre 1868. — Morte le 23 novembre id.

Les renseignements que donnent la malade nous permet-tent de penser qu'elle avait eu de l'*œdème aux jambes*, il y a plusieurs années; et que depuis longtemps, elle souffre d'une grande *gêne de la respiration*, qui est courte, et la rend oppressée, haletante. La montée des escaliers lui est pres-

que impossible et sa respiration est aussi fréquemment sif-
flante. Son faciès est pâle; son teint terreux.

L'auscultation et la percussion des poumons ne nous
donnent actuellement que des signes de congestion vers les
bases. Elle nous dit que depuis qu'elle a la respiration
anxieuse, elle éprouve des douleurs vers le creux de l'estomac, — douleurs exaspérées depuis quelques mois.

Les battements du cœur sont très-irréguliers, tumultueux.

Le pouls est irrégulier, intermittent, avec quelques pulsations redoublées.

Le lendemain (10) on constate à nouveau que le pouls est
toujours irrégulier, très-intermittent.

Les mouvements du cœur sont inégaux; les bruits difficiles à préciser à cause des mouvements tumultueux et des
râles thoraciques qui dominent (bronchite emphysémateuse).

Le champ d'exploration est étendu; le cœur plus gros.

La respiration est sibilante. La sonorité est un peu exagérée, vers les sommets et au milieu.

Il y a de la cyanose des extrémités. Le faciès est un peu
bouffi. — La malade se plaint de douleurs dans les reins.
Les selles sont peu régulières (Julep diacode avec teinture
jalap, 15 gr., et sirop écorces d'oranges amères).

11 novembre. Elle a été fortement purgée.

Le 12. Cette nuit un peu plus agitée (2 gr. de teinture
digitale).

Le 17. Depuis deux jours, malaise : envies de vomir et
vomissement ce matin. Elle l'attribue à la digitale.

Le 19. Légère teinte ictérique de la peau et des muqueuses.
L'urine, traitée par l'acide azotique à froid, donne une petite
teinte indigo au fond du verre.

Le 23. Depuis quelques jours, le malaise a augmenté. Elle
avait de fréquentes envies de vomir (vomissements il y a deux
jours). — De plus, *diarrhée* depuis trois jours.

Ce matin, elle a parlé bien; elle avait toute sa connaissance, elle se disait mieux; la nuit avait paru assez bonne;
elle était moins oppressée, disait-elle.

Elle prenait son potage, quand elle a voulu descendre à sa baraque, et n'a pas pu remonter dans son lit.

Ayant essayé à nouveau, elle est prise de phénomènes de syncope ; et sans râles, sans respiration forte, seulement en secouant un peu sa tête, elle ne donne plus aucun signe de vie.

Les frictions, la position horizontale, des sinapismes, n'ont rien produit. — Mort réelle en quelques minutes.

Autopsie faite le 24 novembre 1868.

Cavité crânienne. — Le sillon de l'artère meningée gauche est beaucoup plus gros que celui de l'artère meningée droite.

Crâne moyennement dur, sinus gorgés de sang, artères également pleines de sang non coagulé ; cerveau congestionné.

Encéphale, 1320 gr. — Vaisseaux de la base athéromateux, grand nombre de petits vaisseaux très-dilatés apparaissant sur les méninges de la base (protubérance, espace sous-arachnoïdien antérieur, bulbe, méninges qui entourent le chiasma). — Les méninges s'enlèvent facilement sans altérer la substance grise, la congestion existe bien plus dans les méninges que dans la substance grise ; sérosités abondantes dans les cavités ventriculaires ; le troisième ventricule est un peu dilaté. Les trous de Monro paraissent assez solidement arrondis par l'épaississement d'une petite bride, qui viendrait des méninges. Dans différentes coupes du cerveau, du cervelet et du bulbe, on ne trouve rien.

Cavité thoracique. — Le poumon droit offre un œdème considérable avec emphysème congestionné. — Poumon gauche, même état. Dans ces deux poumons, quelques points apoplectiques. Les vaisseaux des poumons offrent de nombreuses plaques scléreuses (artère pulmonaire). Dans quelques points, la membrane interne a de la tendance à se détacher facilement. A différentes coupes de ces poumons, il ne s'écoule pas de liquides visibles, mais il sort des vaisseaux, par gouttelettes, un sang noirâtre.

Cœur volumineux ; l'aorte dans toute sa crosse offre une dégénérescence complète dans ses parois et à la face interne. Les parois sont dures, épaisses. A la face externe on trouve un certain nombre d'infiltrations sanguinolentes, sous forme de petites taches; dans la paroi, des abcès athéromateux, qui sont comme enkystés. Cette lésion va en augmentant vers la partie inférieure de l'aorte, où le vaisseau, à sa bifurcation, est entièrement transformé en foyer et en plaques athéromateuses. On y trouve des foyers hémato-athéromateux ayant soulevé la membrane externe, qui leur sert de coque formant là comme une sorte de marrons. Ces foyers ont une odeur gangreneuse, il en sort une pulpe noire-grisâtre, infecte. C'est à ce niveau, siége d'élétion, qu'on trouve surtout ces teintes ardoisées bleuâtres, qui sont disséminées dans ces sortes de *parois anévrysmales*. Toute la trachée est accompagnée de ganglions énormes, de la grosseur d'œufs de pigeon, et plus. Ils existent surtout au niveau de la bifurcation. On en trouve deux considérables, qui paraissent rétrécir le calibre des bronches ainsi enfermées.

Cavité abdominale.

Foie, 1420. —Rien de spécial.— *Vésicule*, bile abondante assez fluide.

Reins, 120 gr., paraissent sains. Sur la capsule, plaques jaunâtres, peut-être anciens infarctus.

Rate, 480 gr.; 16 centimètres en longueur; dure à la coupe; 6 » d'épaisseur; quelques plaques de périsplénite.

HOSPICE DE LA VIEILLESSE (FEMMES).

Année 1859. — Service de M. le Dr Vulpian.

Observation recueillie par H. Hallopeau, interne.

Nic... Marguerite, 84 ans, entrée le 14 mars 1869; morte le 26 juin 1869.

Résumé : Diathèse anévrysmale, pneumonie, pleurésie, bronchite chronique. — Endocardite. — Atrophie rénale. — Hernie de la vessie; petites tumeurs rénales.

Avant 1865, la malade n'avait jamais été à l'infirmerie. Réglée de 12 à 13 ans, ménopause à 50 ans. Elle a eu deux enfants qui sont morts. Non vaccinée, elle a eu la variole. Elle n'accuse pas de fièvre typhoïde.

Depuis la ménopause, elle dit avoir eu de *fréquents érysipèles de la tête* (plus de vingt fois, dit-elle), mais nul autre malaise général qui fût grave.

Depuis huit jours, tousse et a de la diarrhée ; la langue est saburrale.

Le cœur n'a rien. Le pouls est à 84 ; il est régulier.

Les poumons n'offrent rien de notable.

Il n'y a pas d'albumine dans les urines.

Sortie guérie le 1er avril 1865, elle rentre le 16 mai, se plaignant d'avoir depuis quelques jours des frissons, de la fièvre, une forte céphalalgie, mais point de vomissement.

La langue est un peu saburrale. Le cuir chevelu un peu rose. Elle craint d'avoir le début d'un *érysipèle*, auquel elle est sujette. Il n'y a toutefois pas de ganglions cervicaux. La peau est chaude. Le pouls à 112.

Les poumons n'ont rien. Il n'y a pas d'albumine.

La face a une couleur *bronzée* très-prononcée.

Cette maladie, qui ne fut encore que passagère, permit à cette femme de sortir le 19 mai 1865 en assez bon état ; car ce n'est qu'en novembre 1867 qu'elle revient. Cette fois son intelligence serait un peu atteinte également, ou au moins sa mémoire : elle parle de fièvre typhoïde qu'elle aurait eue autrefois, ce qui n'est pas, et donne des renseignements très-contradictoires. Toutefois, elle se plaint d'avoir actuellement des étourdissements, puis se lève la nuit, marche sans but dans son dortoir et descend dans les cours au hasard. Elle aurait eu aussi de fréquents petits frissons, mangerait peu, accuserait des malaises et une grande faiblesse.

Au *cœur*, prolongement du premier temps à la pointe.

Poumons : Respiration forte dans toute l'étendue des poumons. Elle est un peu soufflante dans la fosse sus-épineuse gauche.

Il y a des crachats de bronchite. Elle sort un peu améliorée de cet état.

Sa dernière entrée à l'infirmerie est datée de mars 1869.

C'est encore pour les phénomènes de l'affection pulmonaire qu'elle entre.

On entend des râles sous-crépitants disséminés.

Au cœur, les bruits anormaux sont moins nets.

De plus, le malade a de la conjonctivite. L'arc sénile est très-prononcé.

22 mars 1869. Elle se plaint chaque jour d'une douleur de côté dans la région splénique.

1er juin. La malade est prise d'étourdissements ; il y a chute et contusion de la face.

A la suite de cet accident, elle s'affaiblit de plus en plus, ne peut plus monter seule dans son lit, ne mange pas, et a des céphalalgies fréquentes.

Elle meurt le 26 juin, avec des phénomènes de bronchite devenus de plus en plus intenses.

Autopsie faite le 27 juin 1867.

Cavité crânienne. Encéphale. Pigmentation très-foncée de la surface du bulbe. — *Quelques plaques scléreuses* sur la basilaire. — Dilatation très-marquée avec état scléro-athéromateux des terminaisons des carotides internes et des plaques d'épaississement scléreux sur le trajet des artères sylviennes, n'occupant pas en général toute la circonférence des vaisseaux, mais rétrécissant cependant leur calibre d'une façon notable.

Nerfs crâniens sains. Cependant les *nerfs optiques* paraissent un peu plus petits que dans l'état normal. Les *membranes* s'enlèvent assez bien sans entraîner la substance cérébrale. Il y avait un épaississement assez notable avec œdème de la *pie-mère* près de la grande scissure inter-hémisphérique. Les granulations de Pacchioni à ce niveau étaient très-développées.

Pas de lésion des diverses parties du *cerveau* proprement

dit, ni des pédoncules cérébraux, ni des diverses parties de l'isthme et du cervelet. On n'a pas pu constater dans ces régions d'anévrysmes miliaires, dans lesrecherches faites à l'amphithéâtre au moment de l'autopsie.

Cavité thoracique. — Adhérences des deux poumons vers le sommet, surtout du poumon gauche.

Poumon droit.   777
Poumon gauche.   600

Une cicatrice au sommet du *poumon droit*.

En incisant le poumon à ce niveau, on trouve une petite caverne qui semble entourée d'une membrane conjonctive. Sur les parois on voit des nodules caséeux. Autour le tissu est induré, traversé par des cloisons conjonctives; il présente ainsi que tout le lobe supérieur un grand nombre de nodules caséeux. Au milieu de quelques-uns de ces nodules, on voit des pertuis. La matière caséiforme est surtout déposée autour des petites bronches. On n'aperçoit pas de véritables granulations tuberculeuses. Les bronches sont le siége d'une inflammation chronique. Dans certains points, on voit sur la muqueuse des bronches des amas de granulations tuberculeuses. Les petits canaux renferment des matières puriformes. Le lobe inférieur est congestionné. Il s'écoule à la coupe une grande quantité de sérosité.

Poumon gauche.— Au sommet, épaississement considérable de la plèvre. La plèvre pariétale était adhérente à la plèvre viscérale, on ne l'a pas pu détacher.

Au sommet, caverne du volume d'une grosse noix, remplie de bouillie rougeâtre. Autour on voit un certain nombre de cavernes plus petites.

Une autre cavité est remplie d'un liquide blanchâtre semblable à du pus concret. Le tissu du poumon présente des altérations de même nature que de l'autre côté. — Les bronches sont atteintes d'une inflammation chronique. On trouve dans certains points sur la muqueuse bronchique un grand nombre de granulations tuberculeuses. — Congestion œdémateuse du lobe supérieur.

Le *cœur* présente des traces d'endocardite chronique, avec de l'endocardite récente de la mitrale.

Foie 7 60 grammes. — Pas d'altération.

Reins 1 60. — Les reins sont anémiés. — La substance corticale est atrophiée.—Pas d'altération amyloïde.—L'un d'eux presente, immédiatement au-dessous de la capsule fibreuse. deux petites tumeurs lenticulaires d'aspect fibro-plastique.

Rate 75 grammes; n'offre rien de plus spécial.

La *vessie* présente à la partie médiane, sur la face latérale droite, un appendice dont le volume atteint, quand il est distendu, celui d'une petite orange. Il paraît formé par une hernie des tuniques internes de la vessie. Il se rétrécit à sa base dont la dimension est égale à celle d'une pièce de 5 francs en argent. Par transparence, on voit des tractus entrecroisés et qui semblent indiquer que ces parois renferment une certaine quantité de fibres musculaires.

— On trouve de *très-nombreux anévrysmes miliaires* appendus aux petites artérioles de la plante des deux pieds et de la paume des deux mains, et des faces latérales des doigts et des orteils.

— On en trouve également sur une artériole du tissu cellulaire sous-cutané de l'épaule droite. *Ces anévrysmes* sont tantôt sous forme de sacs latéraux s'ouvrant dans le vaisseau non dilaté, tantôt sous forme de dilatations plus ou moins régulières.

— Le tissu cellulaire sous-muqueux de l'*œsophage* présente également des *anévrysmes miliaires*.

— Il en existe aussi dans le tissu sous-muqueux de l'*estomac*; l'un d'eux a considérablement aminci la muqueuse, et proémine à la face interne de l'estomac sous la forme d'une petite tumeur pédiculée.

L'observation suivante, dont j'ai pu examiner les pièces qui m'avaient été confiées par mon collègue

M. Berger, est un nouvel éxemple que je rapproche de ceux où nous avons déjà plusieurs fois montré la possibilité de la coexistence de *lésions anévrysmales* pouvant être hémorrhagiques, et de *lésions obturatrices* pouvant amener le ramollissement. Je l'extrais des *Bulletins de la Société anatomique*, pour mars 1869 :

Résumé : Ramollissement superficiel ancien, consécuti* à une embolie de l'artère sylvienne droite. — Hémorrhagies récentes avec anévrysmes miliaires.

Observation recueillie par M. Berger, interne des hôpitaux.

Gas..... (Claude-Louis), 54 ans, 7 mars 1869.

Service du docteur Frémy (Hôtel-Dieu).

Depuis deux mois et demi hémiplegie gauche. Incontinence d'urine et de fèces :

Le début aurait été, dit-il, *une attaque.*

L'état actuel, très-grave, paraît dû à une lésion beaucoup plus récente. Subdelirium, rêvasserie, respiration stertoreuse. Tête renversée en arrière et un peu à droite. Léger strabisme convergent de *l'œil droit.* Soubresauts dans le côté droit; le côté gauche est inerte et insensible ; on n'y détermine aucun mouvement réflexe.

Contracture des masséters et temporaux et sensibilité générale fortement diminuée. Pouls 95. Respiration 40. Température 38°,4 (aisselle droite). Température 38°,2 (aisselle gauche, côté paralysé.

Mort le 8 mars, après aggravation constante de ces signes.

Autopsie : Adhérences de l'arachnoïde, en avant et à droite surtout. Injection vive des méninges. État scléreux très-prononcé des artères de la base, surtout des carotides et sylviennes, surtout à droite. Dilatation des cérébrales antérieures.

Ramollissement *cortical* considérable du lobe frontal et sphénoïdal du côté droit. La substance grise s'enlève par places avec les méninges.

Au-dessous de l'arachnoïde, suffusion sanguine et piqueté.

1° Au niveau de la première et de la deuxième circonvolution frontale droite;

2° Au niveau de l'extrémité externe de la scissure de Sylvius ;

3° La partie moyenne du lobe occipital, près de l'extrémité externe de la corne correspondante du ventricule. La coupe démontre que chacun de ces épanchements communique avec un foyer de la grosseur d'une aveline, environ, situé dans la substance blanche, au-dessous des endroits précités. Là, la pulpe cérébrale est réduite en bouillie, infiltrée de caillot; tout autour est un piqueté intense, produit par une infiltration de sang dans la gaîne lymphatique des vaisseaux.

J'ai vainement cherché des anévrysmes miliaires aux environs des foyers hémorrhagiques.

H. Liouville a fait également des préparations et en a enfin trouvé *plusieurs* qu'il m'a *montrés*. Un deux était ouvert.

La couche optique correspondante renfermait quelques points d'hémorrhagie très-superficielle et remontant, comme les précédents, à trois ou quatre jours au plus.

L'*artère sylvienne droite*, un peu avant sa bifurcation, était à peu près complétement oblitérée par un caillot ancien, blanchâtre. La coupe faite par *H. Liouville*, à deux millimètres au-dessus, a démontré :

1° Une altération athéromateuse au croissant de l'artère.

2° L'existence d'un caillot organisé ancien, bouchant les deux tiers de sa lumière.

3° Une petite portion de celle-ci était encore perméable pendant la vie, et avait durci après la mort par un caillot récent. Rien d'apparent dans le bulbe.

La moelle présentait son cordon latéral gauche un peu teinté en couleur gris-scléreux peu-caractérisé.

Le canal de l'épendyme était très-développé.

Les deux observations suivantes que, par leur importance, je crois devoir souligner spécialement, viendront s'ajouter aux faits sur lesquels j'ai longuement insisté dans ma thèse lorsque j'essayais de rechercher si des conditions de cachexie, de diathèse, d'affaiblissement général ou spécial de l'économie, ne prédisposeraient pas aux altérations particulières des vaisseaux que nous envisageons actuellement.

Ici, nous allons retrouver la *maladie de Bright*, peut-être jointe à l'*alcoolisme*, mais, tout au moins, avec l'une de ses manifestations cérébrales les plus intéressantes ; je veux parler des foyers hémorrhagiques de l'encéphale. Là, ce sera la *tuberculisation*, qui s'unissant à l'affection Brigthique rénale, amènera un état cachectique des plus prononcés, doublant ainsi les causes si habituelles des altérations vasculaires. Aussi nous retrouverons encore ici les foyers hémorrhagiques du cerveau.

Dans les deux cas, *des anévrysmes miliaires* sont, on le verra, nettement constatés.

HOPITAL BEAUJON.

Année 1869. — Service de M. le professeur Gubler.

Observation recueillie par M. Landrieux, interne.

P. Henry, 30 ans, marchand de vins. Entré le 23 décembre 1868, mort le 25 janvier 1869.

Ce malade n'a eu aucune affection antérieure; il fait remonter ce début des accidents actuels à deux mois environ.

Pas de rhumatisme.

Pas de refroidissement bien prononcé, pas de syphilis, mais habitudes alcooliques.

Il commence d'abord par éprouver du trouble dans la vision, et peu à peu apparaît une véritable amblyopie. Inappétence, pituites le matin. Œdème des membres inférieurs, puis œdème palpébral.

La faiblesse se prononce de plus en plus; l'anasarque se généralise; le malade se décide à entrer à l'hôpital.

On constate dans les urines une quantité énorme d'albumine; en outre, au cœur, il y a un bruit de souffle à la base au second temps qui indique une insuffisance aortique.

16 janvier. Sous l'influence de purgatifs drastiques, il n'y avait plus trace d'œdème, lorsque, subitement, dans la nuit, s'est montré un gonflement œdémateux énorme du visage et de la partie supérieure du tronc.

23 janvier. Cet œdème disparaît, mais pour être remplacé par de l'œdème pulmonaire qui prend bientôt des proportions menaçantes, et en effet le malade succombe à ces accidents thoraciques le 26 janvier.

Autopsie.

Œdème pulmonaire des mieux caractérisé. Plaques laiteuses sur le péricarde. Plaques athéromateuses sur l'aorte; épaississement fibreux des valvules aortiques, d'où insuffisance, mais légère.

Cirrhose hépatique.

Les *reins* sont très-altérés, offrent le cinquième degré de l'altération brightique; les tubes urinifères (dont une grande partie n'existe plus) sont complétement remplis d'un épithélium surchargé de granulations graisseuses qui en obturent complétement le calibre; il en est de même des glomérules de Malpighi.

Encéphale. — Rien de notable du côté des méninges; à la face inférieure du lobe occipital de chaque côté et à l'extrémité postérieure de la surface supérieure de l'hémisphère gauche, on constate en tout trois foyers d'hémorrhagie cérébrale. Ces foyers ont la forme et le volume d'une amande; à leur niveau la pie-mère est rétractée, attirée vers le cerveau; elle se déchire facilement, entraîne la substance cérébrale adjacente qui est complétement ramollic. Au centre il y a un caillot qui présente toutes les transformations propres à l'hématine; tout autour est une membrane kystique remarquable par sa texture constituée par du tissu lamineux très-mince, contenant de nombreux capillaires qui dans leurs parois présentent une énorme quantité de noyaux. En dehors de ce kyste se trouve la substance cérébrale qui, à l'œil nu, offre une teinte ocreuse en certains points, rougeâtre sur d'autres. Ici les cellules nerveuses sont intactes; là, au contraire, elles sont devenues granuleuses, et sont séparées de leur tube nerveux. Çà et là, entre ces cellules, plaques assez étendues constituées par des granulations graisseuses.

Les capillaires de toutes ces parties nous présentent toutes les variétés possibles des anévrysmes miliaires décrits par MM. Bouchard et Charcot.

Pas d'hydropisie ventriculaire; un peu de ramollissement de la voute à trois piliers.

Pas d'oblitération des artères cérébrales; seulement les sylviennes et le tronc basilaire offrent un certain degré d'athéromasie.

La seconde observation dont je parlais plus haut, m'a été obligeamment confiée par M. le professeur Béhier. Nous avions pu avec M. Bouchard en étudier à l'Hôtel-Dieu les pièces anatomo-pathologiques, et elle fit le sujet d'une des leçons cliniques de M. Béhier.

Comme on le verra, les causes de prédisposition aux altérations multiples des vaisseaux, suivies dans plusieurs points (*encéphale* et *rétine*) d'hémorrhagies très-facilement constatables, peuvent ici être regardées comme *surajoutées;* car il est permis d'incriminer, outre des habitudes alcooliques réelles, des manifestations tuberculeuses et surtout une affection de Bright.

Il nous serait impossible de rechercher quelle est, de ces causes si influentes sur l'économie tout entière, celle dont la prédominance a amené les lésions que nous avons constatées à l'autopsie; mais le fait n'en porte pas moins avec lui son instructive démonstration.

Je ferai également remarquer (en m'appuyant aussi sur le cas précédent), qu'il s'agit ici d'hommes *jeunes par l'âge* (puisque l'un avait trente ans et celui-ci trente-quatre), et cependant ce sont de véritables foyers hémorrhagiques qui sont constatés dans la pulpe encéphalique, et l'on trouve, soit les formant, soit les avoisinant, des altérations vasculaires qui étaient autrefois regardées comme l'apanage de la vieillesse.

Or, nous l'avons déjà dit, c'est sous cet aspect, que pour la médecine ces malades doivent être considérés : bien qu'ils soient seulement à peine dans la seconde moitié de la vie, ils ont toutes les apparences morbides d'une époque plus avancée; la maladie les a considérablement vieillis. Aussi trouverons-nous réparties, ici encore, une multiplicité de lésions, une généralisation de manifestations que trahira dans nombre de points l'appareil vasculaire dont nous avons surtout à nous occuper actuellement :

HOTEL-DIEU.

Année 1870. — Clinique de M. le professeur Béhier.

R... 34 ans..., garçon fournier..., entré le 4 avril 1870, mort le 12 juin 1870.

Il fait remonter le commencement de sa maladie à deux ans, car depuis ce temps il se plaint de rhumes fréquents et de lassitude presque continuelle, accompagnée de douleurs dans la région lombaire; mais c'est seulement depuis deux mois qu'il souffre d'un essoufflement qui lui interdit absolument tout travail.

En même temps il s'est aperçu que ses jambes, ses mains étaient bouffies ainsi que sa figure.

Il a l'habitude de boire assez fréquemment des quantités copieuses d'alcool, et vomit quelquefois le matin à son réveil.

Ce malade a été en Afrique où il a eu les fièvres intermittentes.

Enfin en 1860 il a eu deux chancres qui ne paraissent pas avoir été suivis d'accidents constitutionnels.

Quand ce malade est entré à l'hôpital, ses jambes étaient enflées ainsi que ses bras; mais sa face ne présentait qu'un œdème peu prononcé. Depuis son entrée l'enflure des jambes n'a été qu'en augmentant, tandis qu'au contraire ses bras diminuaient de volume.

Le 8 avril, à la visite, il se plaint d'une dyspnée plus intense et plus pénible; on songe de suite au cœur, et là on observe une matité très-étendue à la région précordiale; de plus, les bruits du cœur sont étouffés. Aussi à ces signes non douteux de péricardite on ordonne un large vésicatoire. M. Bouchard avait, en outre, constaté la veille un certain degré de frottement.

L'examen des urines qui sont claires et mousseuses nous démontre qu'il existe des quantités considérables d'albumine. On obtient par l'acide nitrique un précipité blanc excessivement abondant, coloré par l'acide rosacique. *Cœur :* un peu de souffle à la base et dans les vaisseaux.

Du côté de la cavité thoracique nous notons *de la sub-matité sous la clavicule droite*, où l'on entend de l'expiration prolongée, et une *bronchophonie très-marquée.* Dans la fosse sus-épineuse du même côté, il existe *du retentissement de la voix.*

Depuis son entrée à l'hôpital il se plaint que sa vue s'obscurcit par moments.

Sous l'influence du vésicatoire l'épanchement est diminué, les battements entendus d'abord assez haut sont redescendus au lieu normal. Mais il y a toujours de l'étouffement lié surtout aux phénomènes thoraciques.

État de l'œil : papille diffuse. Quant à ses bords : vaisseaux gonflés, çà et là, quelques taches blanches sur la partie externe et supérieure de l'œil gauche.

L'œdème augmente, et le 15 mai le malade étouffe tellement qu'il lui est impossible de se tenir dans son lit, il passe ses nuits assis sur un fauteuil ; sub-matité aux bases en arrière et au même niveau. 100 grammes d'eau-de-vie améliorent notablement la position ; la dyspnée diminue et l'amélioration est réelle.

Les choses continuent ainsi, le malade mange, peut se coucher et garder la position horizontale depuis environ dix à douze jours, lorsque, un matin, l'examen nous montre dans la région précordiale l'existence d'un frémissement notable à la palpation. L'oreille dans ce même point perçoit un bruit superficiel éclatant, analogue au bruit de frottement du doigt sur une vitre, ou encore au bruit du mâchement d'un morceau de caoutchouc. Ce bruit occupe toute la partie inférieure de l'espace qui remplit le cœur, au niveau des ventricules.

L'état général est en même temps devenu plus grave ; la face est pâle, émaciée, les membres inférieurs œdémateux, le scrotum largement gangrené, le pouls fréquent, mou, la peau chaude, il y a de l'insomnie ; la dyspnée est considérable, s'aggravant par instant et forçant alors le malade à se faire lever car il n'en a plus la force. Pas d'appétit, soif vive, état fort grave, diarrhée assez répétée depuis quatre à cinq jours. C'est dans ces conditions que la mort arriva bientôt et mit terme à ses souffrances.

Autopsie faite le 14 juin 1870.

Cadavre en état de putréfaction très-avancée. Plaques gangréneuses sur le fourreau de la verge, sur le scrotum, sur la partie inférieure des parois abdominales, sur la partie supérieure des cuisses ; phlyctènes sur les membres inférieurs. Tissu cellulaire sous-cutané des cuisses et du ventre infiltré d'une sérosité roussâtre.

Péritonite généralisée, très-récente, caractérisée seulement par des fausses membranes fibrineuses à la surface de quelques anses intestinales, plus abondantes sur le colon transverse. Pas d'épanchement abdominal.

Les deux plèvres sont distendues par une abondante collection de sérosité citrine sans aucun mélange de sang, sans flocons fibrineux, sans altération des plèvres. Cependant, vers le bord inférieur du poumon gauche, on trouve sur la plèvre viscérale quelques fausses membranes fibrineuses témoignant que, si l'épanchement est surtout hydropique, l'inflammation de la séreuse a pu aussi prendre quelque part à son développement.

Le péricarde est distendu par une collection liquide, citrine, très-légèrement rosée contenant des flocons et des filaments fibrineux. Cet épanchement s'est fait surtout sur les parties latérales et postérieures du cœur. Il ne recouvre pas l'organe et laisse le ventricule gauche au contact de la paroi thoracique. Cette position du cœur relativement à l'épanchement est déterminée par une adhérence de la pointe avec le péricarde pariétal, adhérence produite par une fausse membrane organisée, blanchâtre, assez résistante. Au voisinage de cette adhérence on trouve des paquets néo-membraneux, rugueux, assez résistants. Tout le reste de la face antérieure du cœur présente l'apparence de la langue de chat.

L'état de putréfaction avancée a donné à l'endocarde et aux valvules une teinte lie de vin qui empêche d'apprécier leur véritable état. Il n'y a pourtant pas de concrétions fibrineuses sur les valvules.

Les *Poumons* sont œdémateux et fortement congestionnés, Il n'y a pas d'hépatisation, pas de granulations tuberculeuses. Au sommet gauche on constate seulement un foyer caséeux non ramolli du volume d'une amande.

Le *Foie* est presque en putrilage.

La *Rate* est volumineuse, sa capsule est très-épaissie par des plaques de péritonite ancienne.

Les deux *Reins* sont petits, non mamelonnés, lorsqu'on n'a pas cherché à les décortiquer de leur enveloppe. La substance périphérique présente un état de dégénération graisseuse très-avancé. La capsule ne peut pas se détacher sans emporter une grande partie de cette substance corticale, qui devient ainsi inégale, un peu mamelonnée, ulcérée.

Les *Rétines* examinées à l'œil nu et à la loupe, par MM. *Bouchard* et *Liouville*, montrent quelques points rouges de tailles différentes, la plupart aussi gros qu'une tête d'épingle et qui paraissent être des extravasations sanguines, des hémorrhagies, la plupart placées le long des vaisseaux, quoiqu'il y ait quelques vaisseaux qui ne semblent point ainsi altérés, mais surtout d'assez nombreuses petites taches blanches, de teinte grisâtre parfois, de formes irrégulières; quelques-unes crénelées, d'autres arrondies, ou ovalaires, de dimensions différentes, depuis un grain de mil jusqu'à la largeur d'un petit pois.

A l'examen microscopique on trouve comme lésions principales une altération générale des vaisseaux surtout des artères (1). C'est un épaississement de la tunique adventice avec multiplication des éléments cellulaires de cette membrane. On constate également une multiplication des noyaux longitudinaux de la membrane interne, qui de plus offre, dans de

---

(1) Dans l'examen micrographique de deux *rétinites albuminuriques* où s'observaient surtout des hémorrhagies notables, que mon ami Ed. Alling avait constatées nettement pendant la vie, je trouvais une *infiltration sanguine* et une *teinte ecchymotique*, autour des foyers même d'hémorrhagie : ceux-ci étaient constituées par des *dilatations vasculaires*, des *extravasations* dans les *gaînes renflées*, boursouflées anormalement; et, dans un point, par une véritable *rupture*, le sang se distinguant interposé, en une masse arrondie, aux deux bouts rompus et distants d'un vaisseau par lui-même très-altéré.

certains points des granulations graisseuses, qui suivent la direction de sa paroi. Le long des vaisseaux et à leur face externe on trouve presque partout des traînées de granulations graisseuses qui, devenant plus nombreuses par places, surtout dans les angles de bifurcation, forment des amas noirs à la lumière transmise, blancs par réflexion. Ces altérations constituent en partie les taches blanches que révélait l'examen direct. De plus, il y a, disséminés, de nombreux éléments graisseux, de formes protéiques, les uns allongés, les autres en apparence de bouteilles, de raquettes; leur grandeur, leur volume, sont différents : ils infiltrent la couche rétinienne, dont quelques cellules paraissent plus granulées. Il y a aussi des cellules remplies d'un gros noyau devenu adipeux. En dehors des vaisseaux, on trouve un certain nombre de *corps granuleux*, corps de *Gluge*. Enfin un corps sphérique, creux, *analogue à un anévrysme miliaire* a été rencontré, mais ses relations avec les vaisseaux contigus n'ont pas été assez nettement constatées pour qu'on puisse affirmer sa nature anévrysmale. Les corps amyloïdes sont en quantité beaucoup plus grande que normalement.

Les *nerfs optiques* au niveau du chiasma ont l'apparence normale. Au microscope, indépendamment des corps amyloïdes qu'on y trouve si souvent même à l'état normal, on constate une prolifération des éléments du tissu conjonctif avec des corps granuleux assez nombreux et une accumulation de granulations graisseuses dans la gaine lymphatique des vaisseaux.

Même altération des *bandelettes optiques* qui, à l'extérieur, ne paraissent cependant avoir subi aucune altération.

Méninges saines. Vaisseaux de la base non athéromateux.

En coupant l'*Encéphale*, on constate vers la queue du corps strié du côté gauche à son union avec la couche optique un petit foyer ocreux d'hémorrhagie ancienne. En faisant une coupe au voisinage de ce foyer on découvre un autre foyer récent du volume d'un pois, rempli de sang cruorique. Au centre de ce caillot on trouve un *anévrysme miliaire* grisâtre.

Le sang épanché paraît être encore confiné dans la gaine lymphatique distendue.

Pas de dégénération secondaire appréciable.

Les deux observations suivantes rentrent complétement dans l'ordre des faits que nous avons cités dans le cours de notre travail; elles viennent donc s'ajouter à eux comme nombre et surtout comme confirmation.

Un nouvel intérêt que nous y attachons est qu'elles ont été constatées par d'autres que par nous.

C'est, en effet, dans le service d'un de nos maîtres et amis, M. le Dr Molland, que notre collègue M. Quinquaud, son interne, les a recueillies cette année même (1870). Grâce à leur obligeance, j'avais pu du reste, à l'autopsie de l'un de ces cas, constater de suite, à l'œil nu, une *altération généralisée des petites artères*, qu'un examen micrographique consécutif a pu confirmer et reconnaître étendue en les régions les plus éloignées (1).

Comme on le verra, ce n'était pas seulement au ni-

---

(1) Dans une note dont je dois l'obligeante communication à M. *Vulpian*, je vois que M. *Virchow* dit qu'il avait déjà signalé dans son premier mémoire (tome VI, page 543) deux formes de dilatations vasculaires qui peuvent se trouver dans le cerveau, c'est-à-dire de simples ectasies ou télangiectasies..., et des anévrysmes des petites artères, deux formes à distinguer des anévrysmes faux et disséquants qui se trouvent si souvent dans les artères cérébrales, dans les différentes variétés d'hémorrhagies. Il a signalé aussi, dit-il, la coïncidence des ectasies ou télangiectasies avec les tumeurs caverneuses du foie et les petites ectasies des veines cutanées. (*Virchow's Archiv.*, 1864, tome XXX, page 272.)

veau des hémorrhagies, qu'il existait des lésions anévrysmales : elles se remarquaient en d'autres points,
par exemple *l'intestin, le tissu cellulaire sous-péritonéal, la pituitaire* elle-même ; elles étaient là des menaces d'hémorrhagie ; car, nous avons déjà eu plusieurs
fois occasion de le dire, ces altérations généralisées
pourront, dans bien des circonstances, expliquer certaines congestions, certaines pertes de sang, sur le
mode de formation desquelles on pouvait quelquefois
auparavant hésiter :

HOPITAL DE LA PITIÉ.

Année 1870. — Service de M. le Dr Molland.

Observation recueillie par M. Quinquaud, interne.

Del..., 66 ans, entrée le 30 avril 1870 (salle Notre-Dame, 27),
morte le 7 mai 1870.

Résumé de l'observation.

Il y a six mois, première attaque apoplectique avec hémiplégie droite complète : perte de la parole pendant un mois ;
à partir de ce moment elle put prononcer quelques mots, le
bégaiement diminua, mais ne cessa jamais complétement.
La motilité revint peu à peu, mais il y eut toujours une hémiplégie incomplète avec contracture tardive.

A son entrée, le 30 avril, on constata une hémiplégie droite
incomplète avec de la contracture très-prononcée des muscles fléchisseurs de l'avant-bras sur le bras.

Perte presque complète de la sensibilité à la douleur, au
froid. La perte presque complète de la sensibilité tactile était
rendue très-nette à l'aide de l'esthésiomètre. Roideur du
membre inférieur droit.

La motilité et la sensibilité sont à peu près conservées à
gauche. — Rien au cœur : plateau sur le tracé sphygmographique du pouls avec quelques irrégularités. La malade voit

bien; l'examen ophthalmoscopique des yeux ne démontre qu'une légère décoloration de la choroïde.

Paralysie faciale du même côté, sans déviation notable ni de la langue, ni du voile du palais.

La malade entend bien.

Le 6 mai au soir elle avait dîné comme d'habitude, quand un quart d'heure après elle tombe tout à coup dans la salle; elle était sans connaissance, vomissait de la bile; en même temps qu'elle avait des secousses convulsives, surtout du côté paralysé auparavant; de la salive mousseuse sortait de la cavité buccale. La face était très-congestionnée. Cet état convulsif a persisté pendant six à sept heures, puis les secousses se sont éloignées pour ne cesser que vers 5 heures du matin. — *Hémorrhagie intestinale.*

A la visite elle est dans le coma : résolution complète de tous les membres : les globes oculaires sont saillants; congestion faciale. — Anesthésie généralisée.

Le pouls est à 92, la température rect. à 38°-3.

La température comparative de différentes régions des membres est à peu près la même partout.

Au moment de la mort la température rect. est à 39°-4.

Autopsie : Les artères de la base de l'encéphale sont athéromateuses par nodules. — Pie-mère congestionnée avec plaques ecchymotiques par places. En examinant attentivement à l'aide d'une loupe les vaisseaux, on constate sur plusieurs des *dilatations fusiformes* noirâtres, qui tranchent sur la couleur rouge du tissu. Au microscope, certaines petites branches artérielles sont très-pauvres en fibres cellulaires, en même temps qu'en certains points il existe un épaississement de la tunique adventice; les noyaux de celle-ci sont plus nombreux; la membrane interne ne nous a pas paru altérée.

Cette périartérite chronique ne s'étend pas à tous les vaisseaux de la région. Ainsi sur une même préparation on peut constater une artériole sclérosée à côté d'une artériole parfaitement saine.

Foyer hémorrhagique *ancien*, en voie de cicatrisation dans la couche optique du côté gauche.

Foyer hémorrhagique *récent* avec 150 grammes de caillots gelée de groseille, dans la couche optique droite, et s'étendant jusque dans le lobe sphénoïdal; j'ai trouvé dans ce foyer vingt-cinq *anévrysmes miliaires* de dimensions diverses.

En examinant comparativement les petites artères du foyer ou celles qui sont près du foyer avec celles des autres parties de l'encéphale, on arrive à ceci : c'est que l'artériosclérose est bien plus prononcée dans le premier cas que dans le second. De plus, même pour le second cas, la périartérite est loin de se présenter au même degré sur une même artériole : ici le tissu fibrillaire de la tunique adventice est très-accusé; il existe un véritable épaississement; là les fibres musculaires ont presque disparu sans que la sclérose soit aussi nette.

Il y a donc une inégalité extrême dans la répartition de l'artérite.

Ecchymoses péricrâniennes.

Ecchymoses à la face interne de l'intestin grêle (deuxième portion, jéjunum); en disséquant avec soin les couches de dedans en dehors, au niveau d'une vaste ecchymose, j'ai trouvé dans la couche cellulo-vasculaire un *anévrysme miliaire* de la grosseur d'une tête d'épingle. Sur le vaisseau qui l'avait engendré on voyait très-bien la couche de fibres-cellules ayant beaucoup diminué de nombre, surtout en certains points.

J'ai disséqué les tuniques au niveau de plusieurs autres ecchymoses; je n'ai rien trouvé; mais encore ici les artérioles sont le siége d'artérite, quoique à moindre degré. Quelquefois on en rencontre dans une préparation deux ou trois points où l'artérite est évidente.

Ecchymoses stomacales sans anévrysmes.

Mêmes lésions sur la vessie.

Un *anévrysme miliaire* dans le tissu cellulaire sous-péritonéal. En ce point, une artériole que j'ai examinée offrait plusieurs endroits de péricartérite très-nette. — Dans le tissu cellulaire et péritonéal de la face postérieure de la vessie deux artérioles étaient le siége de petites dilatations fusi-·formes avec atrophie de la tunique musculaire. (On sait qu'à l'état normal les fibres cellulaires sont très-nombreuses. Quand il existe une atrophie avec épaississement de la tunique adventice, les lésions sont nettes et ne peuvent induire en erreur.)

Quelques points d'atélectasie pulmonaire.

A peine quelques endroits scléro-athéromateux dans l'aorte et sur la valvule mitrale. — Pas de lésion cardiaque. Coïncidemment existaient des dilatations veineuses sacciformes sous-péritonéales dans l'épiploon, vers la vessie et sur l'intestin grêle.

Sur la rétine, du même côté de la lésion (l'autre n'a pas été examinée), nous avons trouvé deux petites ecchymoses sans anévrysmes; mais à ce niveau les petites artères étaient entourées de granulations pigmentaires nombreuses, et sur deux points il existait une atrophie de la membrane musculaire.

Voici maintenant la seconde observation, que nous annoncions plus haut :

HOPITAL DE LA PITIÉ.

Année 1870. — Service de M. le Docteur MOLLAND.

Observation recueillie par M. Quinquaud, interne.

Col..., 70 ans, tapissier. Entré le 22 mars 1870 (Saint-Michel, 13), mort le 26 avril 1870.

Je n'ai pu avoir sur ce malade que de vagues renseignements. J'apprends qu'il est malade depuis peu de temps, qu'il a eu une attaque apoplectique chez lui il y a quelques jours, c'est alors qu'on se décida à l'amener à l'hôpital, où nous constatons l'état suivant :

Hémiplégie droite. Paralysie faciale du même côté. Analgésie du même côté, non du côté opposé. Déviation conjuguée des yeux à droite.

Intelligence très-obtuse. Perte presque complète de la parole. La température de la main droite est de 3/10 de degré plus élevée que celle du côté non paralysé.

Le 12 avril nouvelle attaque apoplectique avec *vomissements* abondants bilieux, avec quelques secousses *convulsives*. *Épistaxis* abondante. Hémiplégie droite. Incontinence des matières fécales et des urines.

Pas de changements bien nets dans les températures des membres.

L'*examen* de l'œil à l'ophthalmoscope nous montre la papille à peu près normale avec hypérémie autour; c'est là tout ce que nous avons pu voir.

Le malade meurt le 26 avril, ayant offert le matin une température de 38°-4.

Autopsie. — Vaste foyer hémorrhagique récent occupant une partie du noyau extra-ventriculaire du corps strié, une partie de la couche optique du *côté* gauche, s'étendant dans la substance blanche, mais n'atteignant nulle part la périphérie.

Entre la couche optique et le corps strié le foyer a fait irruption dans le *ventricule* du côté gauche, qui est rempli de caillots gelée de groseilles.

Dans ce foyer quelques rares anévrysmes miliaires (j'en ai trouvé deux).

Périartérite des artérioles. — Un anévrysme miliaire dans les méninges du côté gauche. — Plusieurs ecchymoses méningées.

Une dilatation anévrysmale sur la *muqueuse pituitaire* au niveau d'une ecchymose avec *périartérite* localisée.

Ecchymoses stomacales, vésicales.

Je ne puis affirmer ici les lésions d'artérite des artérioles; sur les préparations que j'ai faites elles étaient à peu près normales.

Dilatations *sacciformes* d'un grand nombre de *veinules* sous-péritonéales au niveau de l'intestin et de la vessie.

En un point atrophie pigmentaire de la choroïde du même côté de la lésion.

Pas d'altération notable ni des vaisseaux de la rétine du même côté de la lésion, ni de ceux de la rétine du côté opposé.

Je crois donc que dans ce cas particulier, outre l'intérêt qui se rattache aux anévrysmes cérébraux, il faut tenir grand compte de quelques lésions des vaisseaux de la muqueuse pituitaire, de la dilatation fusiforme d'un vaisseau avec périartérite et atrophie de la tunique musculeuse.

Pour moi la vraie cause de l'épistaxis serait dans l'altération vasculaire, la congestion céphalique ayant joué le rôle de cause occasionnelle.

RECHERCHES HISTOLOGIQUES.

C'est à l'occasion de l'observation suivante que nous entrerons, ainsi que nous l'avons dit, dans quelques détails sur l'histologie des anévrysmes des petites artères.

Ce sera le résumé de recherches qui ont été commencées au laboratoire de l'École pratique, et qui seront poussées plus loin, car elles nous paraissent un des compléments des études sur les anévrysmes miliaires, dont le dernier mot est encore loin assurément d'être dit.

Celles que nous avons entreprises viennent s'ajouter, à titre de documents, aux tentatives déjà faites dans ce sens, et n'ont nullement la prétention d'avoir résolu la question.

Voici d'abord l'une des observations, à propos desquelles elles ont été tentées :

Année 1867. — Service de M. VULPIAN.

Observation recueillie par M. G. HAYEM, *interne.*

Bail....., Joséphine, 60 ans.

Entrée le 1ᵉʳ avril 1867. — Morte le 22 avril 1867.

Résumé : Hémorrhagie cérébrale ancienne. — Démence sénile avec foyer de ramollissement. Arterio-sclérose des artères cérébrales avec anévrysmes miliaires. Atrophie descendante de l'isthme et de la moelle épinière. Parotidite terminale.

La malade accuse, parmi les maladies qu'elle a eues, une *fièvre typhoïde* à 14 ans.

Elle a été réglée à 15 ans, et la menopause serait arrivée vers 50 ans. Elle a eu sept enfants ; elle est *paralysée* du côté gauche depuis le mois de novembre 1866 ; il y a eu attaque brusque avec chute, sans perte de connaissance.

État actuel : Hémiplégie gauche complète, pas d'embarras de la parole, pas de troubles des organes des sens, pas de diminution sensible de la mémoire.

La commissure gauche est notablement abaissée, paralysie flasque du bras avec diminution de la sensibilité, toucher et piqûre. — La jambe est dans le même état que le bras. — La malade est gâteuse. — L'examen du thorax, poumons et cœur, ne fournit que des signes négatifs.

Depuis quelques jours, diminution d'appétit, pas d'état organopathique nouveau.

19 avril. Température 37 1/2.

20 avril. Température 36 6/10.

La mort est survenue sept jours après le début d'une parotidite à forme typhoïde du côté gauche.

Autopsie faite le 24 avril 1867.

Cerveau, 1267 grammes. — Artères de la base fortement scléreuses et athéromateuses, élargies par places et rétrécies sur d'autres points ; pas d'oblitérations, pas d'ancien caillot. Pas de lésion appréciable de la surface des circonvolutions.

Pas de lésion dans les noyaux blancs des hémisphères, pas de lacunes. Les ventricules latéraux étant ouverts, on trouve un ancien foyer (hémorrhagie) situé superficiellement au niveau du point de contact de la couche optique et du corps strié droit. Ce foyer a à peu près les dimensions d'une noisette; il était fermé du côté du plancher ventriculaire par une mince membrane qui a été détruite lorsqu'on a ouvert le ventricule. Les parois de ce foyer dans les autres points ne sont pas limitées par une membrane nettement reconnaissable. La substance qui forme les parois est légèrement ramollie et offre une teinte terreuse et ocrée par places. A la partie postérieure du noyau blanc de l'hémisphère cérébral droit et du côté de la face inférieure se trouve un autre foyer des dimensions d'une amande, nettement limité par une membrane, pénétré de substance jaunâtre, ocrée (foyer d'hémorrhagie *a*). Le foyer situé à la partie extérieure de la couche optique s'étend vers le pédoncule, jusqu'à la limite de ce pédoncule, jusqu'à la couche optique.

Du côté gauche aucune lésion ni superficielle ni profonde, si ce n'est une très-petite lacune vers le milieu de la couche optique et à une petite distance de la lacune, une petite granulation jaunâtre, demi-transparente. (Altération artérielle?)

Rien d'appréciable dans les pédoncules cérébraux. Dans la protubérance, on remarque une asymétrie assez prononcée entre les deux moitiés : la moitié droite paraissant plus petite que la gauche. Dans le centre de la *protubérance* du côté droit, on trouve un petit *anévrysme* de la grosseur d'un grain de tabac. Juste sur la ligne médiane, au même niveau, se trouve un autre anévrysme, mais plus ancien, brunâtre, autour duquel la substance nerveuse présente une teinte hémorrhagique ancienne peu étendue.

Aucune lésion ni du cervelet, ni du bulbe.

Aucune lésion appréciable à l'œil nu de la moelle.

Par dilacération on trouve dans les centres nerveux un petit nombre d'anévrysmes des artérioles (une douzaine).

Les plus gros sont ceux situés dans les parois ou le voisinage des anciens foyers. Tous paraissent guéris ou oblitérés; les uns sont fibreux, les autres remplis ou entourés de granulations pigmentaires et de quelques cristaux d'hématoïdine. La moelle n'offrait aucune lésion appréciable à l'œil nu; mais au microscope on trouve quelques corps granuleux dans la partie postérieure du faisceau antéro-latéral gauche. Dans un point superficiel d'un des hémisphères, immédiatement sous les méninges, on trouve une plaque chagrinée, irrégulière, rosée. A ce niveau, on constate au microscope des corps granuleux et des granulations graisseuses libres (ramollissement superficiel au début).

Nota. Cette lésion n'a pas été décrite à l'amphithéâtre, de sorte que je ne puis consigner de quel côté elle siégeait. Cependant il est probable que c'est du côté droit.

Cavité thoracique. — Œdème et congestion des poumons, l'œdème est surtout prononcé du côté droit.

Les cavités cardiaques sont dilatées sans hypertrophie des parois. Les orifices sont sains. La fibre musculaire est molle. Graisse hemipéricardite et très-abondante. L'aorte thoracique ne présente que quelques plaques graisseuses très-saillantes.

Cavité abdominale. — Le foie est assez mou.

La rate est très-gonflée, mais non ramollie.

Les reins, d'un volume à peu près normal, ne présentent tous les deux qu'une infiltration graisseuse avancée. L'utérus est plutôt hypertrophié qu'atrophié.

Étudiant, cette année même, quelques-unes des pièces de cette observation concernant les anévrysmes miliaires, qu'il avait conservés avec soin, M. Hayem voulut bien nous communiquer le résultat de ses recherches et nous montrer ses préparations.

Il fit un dessin de l'une des plus intéressantes, et nous le confia également. C'est ce dessin qui figure dans la planche 3, et nous appelons sur lui, comme sur la description qui l'accompagne, toute l'attention du lecteur :

« La figure représente la coupe d'une des artères qui portent des anévrysmes, vue à un grossissement de 90 diamètres.

« Cette coupe, perpendiculaire à la direction des vaisseaux, a été obtenue de la manière suivante (1) :

« L'artère séparée des centres nerveux, puis préalablement durcie dans une solution d'acide chromique et ensuite d'alcool, a été entourée de paraffine fondue. On a ainsi fabriqué un petit cylindre de cette substance, contenant dans son épaisseur et dans le sens de sa longueur le vaisseau et ses anévrysmes, et il a été facile de faire des coupes transversales régulières et suffisamment minces. Dans le point représenté, la coupe est tombée un peu au delà d'une bifurcation artérielle, le vaisseau principal A, portant latéralement un anévrysme C.

« Cette disposition étant bien comprise et expliquant pourquoi, sur la figure, les trois cavités ne communiquent pas entre elles, on voit qu'il existe partout un épaississement considérable de la paroi vasculaire.

« On ne distingue dans cette paroi que deux couches *a, b,* qui sont très-profondément modifiées, mais répondent aux couches interne et externe.

« Il ne reste plus aucun vestige de la tunique moyenne et comme il est peu probable qu'elle ait pu, en se modifiant, se confondre complétement avec l'in-

---

(1) Procédé analogue à celui que M. Polaillon a employé pour l'étude des ganglions nerveux périphériques.

terne ou l'externe, on doit admettre qu'elle a totalement disparu.

« En tout cas, il n'y a plus trace de fibres musculaires lisses, tandis que dans les artérioles normales du cerveau, la tunique moyenne est caractérisée par des plans musculaires bien développés.

« La tunique externe *a* celluleuse est remplie d'espaces irrégulièrement arrondis ou allongés *c, c*, dans lesquels il existe des éléments graisseux pressés les uns contre les autres, d'où l'aspect opaque de ces espaces vus à un faible grossissement et sous une certaine épaisseur.

« Vue à la lumière directe, cette tunique prend une teinte blanchâtre.

« Ce sont là les caractères de la péri-artérite chronique, athéromateuse.

« La tunique interne *b*, considérablement épaissie et rétrécissant la lumière vasculaire, est constituée par une sorte de tissu kératoïde, dont les plans successifs concentriques présentent de petites cellules ou de petits noyaux disposés autour du centre vasculaire d'une manière qui rappelle, jusqu'à un certain point, la distribution des corpuscules osseux autour des canaux de Havers.

« A un grossissement suffisant, on voit dans quelques-uns de ces petits espaces cellulaires, de fines particules graisseuses. La substance intercellulaire est partout d'une grande transparence.

« L'anévrysme *c* est sacciforme ; sa paroi offre exactement la même structure que celle du tronc artériel, avec lequel il est en rapport.

« Toutefois, on remarquera qu'en se distendant pour former le sac, la membrane interne est devenue beaucoup plus mince, et qu'elle contient des corpuscules plus volumineux, remplis de granulations graisseuses.

« La tache *d* est due à une infiltration sanguine dans un point où la membrane interne est probablement poreuse et en voie de destruction.

« En résumé, cette figure nous permet de suivre très-exactement le mode de formation des anévrysmes miliaires.

« On sait qu'au niveau du point où se forme la dilatation, il existe une endartérite chronique, ou sclérose, tellement prononcée, que la membrane moyenne est complétement atrophiée.

« La péri-artérite, qui complique constamment ces lésions et qui offre ici la forme athéromateuse, ne peut jamais, à *elle seule*, conduire au même résultat, du moins d'après les pièces que j'ai examinées.

« Dans ces conditions anormales, le sang distend peu à peu un des points du vaisseau, et cette dilatation est facilitée, non-seulement par la disposition des éléments contractiles, mais encore par la destruction graisseuse des corpuscules de la membrane interne sclérosée.

« Lorsqu'on compare le mode de production de ces lésions à celui des anévrysmes des grosses artères, on reste parfaitement convaincu que le processus anévrysmatique, si l'on peut ainsi dire, est le même dans toute la longueur de l'arbre artériel, ainsi que je l'ai soutenu à la Société de biologie, dès l'année 1866. »

En même temps que M. Hayem faisait les dernières

recherches que nous avons été heureux de pouvoir citer ici entièrement, M. Vulpian voulait bien nous permettre d'examiner avec lui, au laboratoire de l'École pratique, de nouvelles coupes que nous pratiquions sur des portions d'encéphales où l'on avait, à l'autopsie, constaté des anévrysmes miliaires.

Dans ces examens souvent répétés, et en variant les procédés de recherches, ce n'était pas une *lésion unique* qu'il nous fut jamais possible de constater, mais des *altérations multiples* des *tuniques vasculaires* et les différents degrés, pour ainsi dire de ces altérations (1).

---

(1) Je dois à l'obligeance de mon collègue et ami Ed. Alling de pouvoir présenter un résumé d'une discussion qui eut lieu en 1869 à la Société pathologique de Londres, et qui concerne, en quelques points, notre sujet actuel.

« Le Dʳ *John Murray* venait de présenter un anévrysme disséquant de l'aorte, recueilli sur un homme qui vaquait à ses affaires, sans avoir offert de symptômes sérieux, jusqu'à quelques jours avant sa mort.

Le Dʳ *Crisp* souleva une petite discussion sur les relations qui existaient entre les anévrysmes et l'athérome, disant qu'il regardait cette dernière altération comme succédant à la première ; l'accroissement de la lésion était souvent arrêté par le dépôt caséeux, si nous l'avons bien compris. Il ne croit pas que l'athérome précède souvent la formation d'un anévrysme.

M. *Myers* rappela ce fait que, chez les soldats, les anévrysmes se forment sans qu'il y ait d'abord dépôt d'athérome dans les vaisseaux.

Mais le Dʳ *Church* admit qu'il était difficile de reconnaître quelle a été la lésion initiale dans certains cas.

Le Dʳ *Bastian* croit que l'altération qui conduit à l'anévrysme est, dans le principe, une transformation fibroïde ;

Dans une préparation, la coupe était tombée au centre d'un petit anévrysme miliaire, et l'on distinguait :

Une masse assez arrondie, entourée de tissu nerveux, d'apparence saine, et constituée par des enveloppes assez régulièrement concentriques, entourant un amas à peu près circulaire de globules de sang, amas qui pouvait bien avoir le quadruple du volume des parois réunies.

Ces parois montraient différentes couches des artérioles plus ou moins nettement accusées et plus ou moins fortement altérées.

La gaîne lymphatique se reconnaissait mal ou peu, elle semblait adhérer à l'externe, se confondre parfois avec elle.

La *membrane adventice* était épaissie, offrant des points où dominait un nombre considérable de noyaux ; elle renfermait quelques éléments allongés, ovoïdes, remplis la plupart de granulations graisseuses.

On déterminait peu ou mal la *tunique moyenne.*

---

le Dr *Freen* fit alors remarquer que, s'il comprenait bien ce que c'était que l'athérome, c'était bien de nature « fibroïde » dans son début, et que la transformation fibroïde dont parle le Dr Bastian est la première manière d'être de l'athérome. M. *Hulke* dit que si le Dr Crisp entendait par athérome la formation de plaques terreuses, que l'on regarde comme la dernière d'une longue série de transformations, que dans ce cas il était dans le vrai ; mais il y a dans le principe une prolifération de cellules qui, sans aucun doute, précède l'anévrysme, sauf dans les cas de traumatisme. »

(*Journal The Lancet*, 1869, vol. 1er, n° 23).

Parfois, à ce niveau probable, quelques petits amas graisseux se distinguaient de distance en distance.

La *tunique interne* était la plus épaissie, et par points devenue irrégulière ; le cercle intérieur n'était nullement net ; il paraissait bombé par places, ou rétracté en d'autres endroits ; des débris semblaient s'en être détachés, un peu flottants même vers la lumière du vaisseau. De plus, on constatait que dans quelques cercles, il s'était formé des espaces allongées, remplis d'éléments tout à fait désintégrés ; on remarquait aussi des corps arrondis, globuleux, ressemblant aux leucocytes, qui semblaient infiltrés en de certains endroits dans quelques espaces de la membrane interne, et se retrouver dans les 3ᵉ, 4ᵉ et 5ᵉ cercles concentriques, en procédant de l'intérieur vers l'extérieur,

Il y avait aussi des globules sanguins, rouges, encore très-reconnaissables, qui paraissaient aussi infiltrés dans ses couches.

Le contenu central de la dilatation faisait bien l'effet d'être du sang, dont les globules rouges, rapprochés et sectionnés horizontalement, rappelaient ses élégants petits treillis à mailles fines et régulières.

Cette gangue sanguine avait emprisonné quelques globules plus volumineux, chargés de noyaux et de granulations graisseuses. C'étaient des leucocythes, et ils étaient surtout plus nombreux à mesure qu'on se rapprochait des parois mêmes.

Sur d'autres préparations, la tunique interne, sclérosée, était également de plus, en de certaines places, en voie de dégénération athéromateuse.

Pour un autre examen, nous avions depuis 5 jours

fait durcir dans de l'alcool un petit morceau de cerveau où avaient été constatés des *anévrysmes miliaires*
et nous pratiquions des coupes horizontales.

L'une d'elles montrait avec un faible grossissement
une petite zone à peu près arrondie, composée uniquement de sang épanché, colorée en jaune rouille, et
entourée de *cerveau à peu près sain* (1), et au centre
on distinguait une masse plus résistante, plus dense,
colorée en rouge et jaune ocre très-foncé, et paraissant enfermée dans des enveloppes, assurément plus
résistantes que la zone externe hémorrhagique. C'était
une coque anévrysmale, et l'on voyait arriver et sortir
deux petits vaisseaux en rapport avec la poche (vaisseau
afférent et vaisseau efférent).

Les parois des vaisseaux furent examinées latérale-

---

(1) Il m'est souvent, au contraire, arrivé de rencontrer
une altération assez nette de la substance nerveuse (cérébrale
ou médullaire) tout autour des petits anévrysmes anciens,
et des lésions vasculaires analogues, dont la date d'altération devait également remonter assez loin. Dans des places,
toutefois assez limitées, il se manifestait une espèce de
dégénération scléreuse, faisant très-distinctement une petite
zone d'*encéphalite* ou de *myélite secondaire*, non assurément
régulière, un peu *diffuse* même, mais sur l'existence de
laquelle aucun doute ne me restait après l'emploi des différents *réactifs de constatation*.

Dans ses leçons de 1867, M. Charcot s'exprimait ainsi à ce
sujet :

« Les anévrysmes dont les parois ont subi cet épaississement
« scléreux contractent, en général, des adhérences anormales
« avec le tissu nerveux avoisinant, dont les éléments con-
« jonctifs se sont également multipliés. »

ment, et l'on put distinguer que les parties centrales ne semblaient point, dans ces endroits au moins, être très-malades.

Toutefois la tunique moyenne n'était pas très-apparente.

La tunique externe était plutôt épaissie ; elle n'était pas dégénérée en graisse, ni athéromateuse.

Sur les bords, on voyait de petits renflements irréguliers, limités par la gaîne lymphatique, renflements qui paraissaient produits dans des points où la tunique externe était la plus épaissie et la tunique moyenne la plus atrophiée.

Dans ce cas, nous ne pouvons toutefois pas affirmer quelle était la lésion véritablement dominante (ni surtout le degré de l'altération) de la tunique interne, principalement, dont l'observation était, on le comprend par la façon dont la coupe était tombée, si difficile.

Les vaisseaux que nous observions ici n'étaient point en effet vus dans une coupe horizontale, et l'anévrysme même était pour ainsi dire encore globuleux et ne présentait point nettement ses parois successives, si bien vues, au contraire dans d'autres préparations.

Il est probable en outre que dans le point même où le vaisseau a le plus faibli, la modification pathologique est la plus grande, et bien que sur d'autres endroits du conduit vasculaire on ne puisse pas affirmer une altération considérable de la membrane interne, rien n'autorise à dire qu'elle n'était point là, prédominante, à la place même qui a cédé.

Pour ce qui regarde l'athérome, par exemple, et sa

conséquence fréquente (l'atrophie des fibres musculaires de la couche moyenne), un anévrysme peut n'être
qu'une façon locale de se comporter de celte dégénération, qui se sera avancée et vers l'intérieur du conduit et vers les parties pariétales, dans un point plus
spécialement malade d'un vaisseau.

Par la suite et sous des influences diverses le sang
pourra avoir pris la place de quelques-unes de ces
parties tombées en destruction complète, et soit qu'il
y aura eu modification scléreuse plus ou moins prononcée des parois externes, il y aura résistance ou rupture
(*anévrysme vrai* ou *anévrysme faux*) et *hémorrhagie*, ou
libre et répandue dans la substance voisine, ou enkystée,
et contenue soit dans la gaîne lymphatique (voile devenu
plus épais et plus résistant) soit dans la tunique externe,
qui se déforme et devient arrondie, semi-globuleuse,
anévrysmiée (1).

La péri-artérite, en effet, est quelquefois si considé-

---

(1) Par la présence d'anévrysmes miliaires le long de leurs
parois, les vaisseaux malades portent donc, à l'exclusion des
autres, certaines altérations nettement définies et constatables par tous observateurs, altérations qui permettent
d'expliquer naturellement et facilement leurs déchirures.

De plus, on voit qu'il est possible, par la structure histologique, de justifier la distinction si importante à établir
entre l'*anévrysme*, la *dilatation*, la *distension des gaînes*.

On voit que ce sont des modifications possibles locales de
certaines artères survenant dans des conditions préparatoires
spéciales, et pouvant à leur tour devenir, sous l'influence
d'autres conditions, la cause de nouvelles altérations dont
les conséquences peuvent être des plus variées.

rable, la transformation scléreuse a dans quelques circonstances un tel degré, qu'il y a là une sorte de barrière infranchissable, solide, résistante, et la modification pathologique secondaire a ainsi amené un tissu éminemment protecteur (1).

C'est à cela qu'est due, dans quelques cas, la non-rupture d'anévrysmes qui sont rencontrés tels dans des foyers hémorrhagiques où d'autres vaisseaux ont cédé au contraire, où l'on verra par exemple, des anévrysmes fissurés, éclatés, rompus ; des gaînes dilatées à l'excès, par place aussi fissurées, rompues ; des artères brisées dans toutes leurs parois, et dont les deux bouts éloignés laissent apercevoir un caillot central, artères le plus souvent fortement athéromateuses, etc.

C'est également, en grande partie au moins, à cette *péri-artérite protectrice* que l'on doit de rencontrer, en dehors de tous foyers, ces *anévrysmes pleins*, résis-

_____

(1) Recherchant l'explication des cas, dans lesquels la rupture des petits anévrysmes n'est pas à redouter, M. Charcot, dans ses leçons de 1867, s'exprime ainsi :

Voici un des procédés :

« Les parois de l'ampoule présentent parfois une sorte
« d'induration scléreuse avec épaisissement considérable,
« dépendant de l'adhérence mutuelle, et pour ainsi dire de
« la fusion des tuniques internes adventice et de la gaîne
« lymphatique.

« Les trois tuniques ne forment plus alors qu'une seule
« membrane, qui est constituée par du tissu conjonctif à
« cellules fusiformes, et dont l'épaisseur est assez grande
« pour résister aux efforts les plus exagérés du courant
« sanguin. »

tants, observés, diversement répartis dans différents points du cerveau ou de la moelle épinière, soit intra, soit extra pulpeux, ou appendus comme de petites graines arrondies à des ramifications des vaisseaux méningés.

Mais, d'un autre côté, il se fait également que dans ces cas l'endartérite est observée ; ayant atteint un degré considérable, elle forme dans la petite masse arrondie des couches résistantes, scléreuses elles aussi, sinon dans leur totalité, au moins dans une grande étendue, et alors il y a une dureté, une oblitération, une mort pour ainsi dire de cette portion ainsi altérée du conduit vasculaire, mort qui retentit bientôt sur le bout afférent et le bout efférent, trouvés dans ces cas-là également altérés ; la circulation ne s'y fait plus.

Nous avons eu à observer de ces vaisseaux où semblait avoir prédominé *l'endartérite oblitérante*, mais où existait également de la *péri-artérite*. Les vaisseaux avaient par places subi les déformations les plus curieuses, probablement dues à des enfoncements, à des retraits occasionnés par l'atrophie, la diminution, la disparition des fibres de la couche moyenne.

Toutefois, il est des cas où la *péri-artérite* elle-même, que nous représentions tout à l'heure comme pouvant être tutélaire et opposer par son épaississement même une digue protectrice au sang qui a déjà triomphé de la tunique interne altérée, de la tunique moyenne atrophiée ou même disparue, subit à son tour un travail de dégénération graisseuse qui la mine sourdement et lui enlève bientôt sa force de résistance. Au milieu, en effet, du tissu connectif hyperplasié, on voit appa-

raître, sous des influences diverses, une masse notable
de petites granulations graisseuses, se localisant parfois
dans un point spécial, et bientôt une déformation se
manifeste, travail préparatoire d'une rupture possible.

Enfin, d'autres fois il nous a paru que le vaisseau malade montrait bien toutes les phases d'un travail où les
trois tuniques auraient été chacune fortement inté-
ressées, et finalement auraient cédé toutes trois, puis-
qu'il y avait épanchement du sang dans une étendue
encore notable; le lieu même par où s'était fait l'é-
chappée se distinguait assez bien. Mais ce qui rend le
plus souvent ces constatations difficiles, c'est la teinte
jaune, rouge-brun qui colore ces parties d'une façon
générale, uniforme; c'est l'action de la matière colorante et des produits hématiques qui agissent sur les
tuniques et leur retirent leurs teintes normales.

Quoi qu'il en soit, et pour nous résumer, on voit
donc qu'il paraît bien difficile d'assigner aux modifications pathologiques d'une seule couche vasculaire
le rôle tout à fait prédominant dans la formation des
anévrysmes. Le plus souvent on hésite véritablement,
devant les faits, à incriminer *l'une* de ces couches du
conduit, à l'*exclusion des autres*, ou même *deux*, pour
absoudre *tout à fait* la troisième.

Il y a donc *pan-artérite*, et tantôt ce sera la tunique
externe qui semblera le plus atteinte (*péri-artérite*); tantôt ce sera l'interne, et l'on pourra constater alors une
endartérite qui pourra être quelquefois même portée
très-loin pour les grosses artères (1).

---

(1) Voir *Rindfleich*, *Cornil* et *Ranvier*.

Et comme on l'avait déjà signalé pour les grosses artères (1), dans ces deux cas, il aura été loisible de constater sur des vaisseaux cependant plus petits, sur ceux qui nous occupent surtout ici, une atrophie, une disparution des fibres musculaires de la couche moyenne, comprimée entre ses deux voisines, en prolifération.

---

(1) Pour les grosses artères, MM. Cornil et Ranvier, dans leurs belles *Recherches sur la tunique interne des artères et de l'endocarde*, s'expriment ainsi :

« Dans les endartérites chroniques un peu étendues, on « observe constamment de la péri-artérite.

« Les altérations de la tunique moyenne nous ont toujours « paru de nature régressive. Elles consistent dans une dé-« générescence graisseuse des cellules musculaires et dans « une destruction moléculaire des fibres élastiques. Celle-ci « se traduit par des granules et des fragments provenant de « lames et de fibres élastiques.

. . . .

« Les parties détruites sont remplacées par le tissu con-« jonctif de la membrane externe et de la membrane interne « en prolifération. »

Dans une figure, ils montrent sur une coupe de l'aorte une interruption de cette nature de la membrane moyenne ; « on voit comme un pont jeté entre la membrane interne « et l'externe à travers cette solution de continuité. Des « vaisseaux peuvent pénétrer dans ces jetées de tissu con-« jonctif, ce qui explique que la membrane interne elle-« même puisse être vascularisée. »

Enfin, ces auteurs ajoutent que, *pour eux*, c'est la destruction de la membrane moyenne qui est la cause unique des anévrysmes spontanés de l'aorte.

(*Archives de physiologie*, n° 4, 1868, p. 566.)

Les nouvelles recherches que nous rappelions plus haut avoir faites en commun au laboratoire de l'école pratique, avec MM. Vulpian et Hayem, nous font donc incliner à penser que le *développement des anévrysmes des petites artères* de l'encéphale se ferait exactement par un *processus analogue* à celui que l'on reconnaît maintenant pour le *développement des anévrysmes des troncs vasculaires volumineux* (1).

D'après ces faits, en tous cas, il ne nous serait pas possible d'accuser surtout et presque exclusivement l'altération de la tunique externe, comme cela paraîtrait résulter des travaux de MM. Bouchard et Charcot sur le même sujet.

Au moment où l'anévrysme est bien formé et mérite ce nom, il y a plutôt, ce semble, une véritable *panartérite*.

L'analogie si grande que nous venons de souligner dans la structure des altérations anévrysmales des artères de calibre et dans celle des petites artérioles, confirme de plus l'analogie, qu'au début de notre travail (page 17), nous avions cherché à établir entre la diathèse anévrysmale, signalée principalement par les chirurgiens qui sont surtout appelés à s'occuper des lésions des gros vaisseaux, et celle dont les petites artères présentaient partout aussi, selon nous, des exemples manifestes.

Et à ce propos, citant des observations déjà connues et plusieurs fois reproduites par différents auteurs, j'in-

---

(1) C'est une opinion que, dans ses cours à la faculté de médecine, M. *Vulpian* a professé également plusieurs fois.

diquais un fait récent (1869-1870), où la connaissance de la possibilité d'altérations artérielles multiples eût peut-être pesé d'un grand poids dans la discussion de la thérapeutique à instituer.

Je dois à l'obligeance de M. le docteur Labbé et à celle de mon collègue et ami M. Rosapelly, les notes suivantes qui concernent ce fait, assurément très-instructif :

HôPITAL SAINT-ANTOINE.

Année 1869. — Service de M. le Dʳ Labbé.
Observation recueillie par M. Rosapelly, interne.

Alphonse Ana..., 28 ans, bijoutier. Entré le 11 décembre 1869. Mort le 31 décembre 1869.

Ce malade nie tout antécédent syphilitique ou alcoolique, et de fait actuellement il n'en présente pas de traces apparentes bien évidentes.

Son père et sa mère sont morts de maladies dont il ne peut déterminer le nom, mais dont la description ne se rapproche ni d'un anévrysme ni d'une hémorrhagie cérébrale. Il est né à Paris, où il habita jusqu'à 20 ans.

Militaire, il a fait la campagne de Cochinchine de 1864 à 1868; il a eu là les fièvres intermittentes répétées plusieurs fois, mais cédant au sulfate de quinine; quelques douleurs passagères pendant la saison des pluies.

Il est revenu à Paris en mars 1868.

Octobre 1869. Fatigue, douleurs dans la jambe gauche, pendant la marche et la station debout, s'effaçant dans la position assise et pendant la nuit; s'étendant derrière la cuisse, depuis la région lombaire jusqu'au creux poplité. Vésicatoires : disparition des douleurs au bout de 15 jours; encore de la faiblesse et de la tendance à la fatigue dans le membre. Reprise du travail; 27 jours après petit ganglion, dans l'aine correspondante, probablement dû aux vésicatoires? Emplâtre de Vigo, disparition.

Le 3 décembre, douleurs assez vives dans le membre. Le soir, gonflement considérable dans l'aine gauche; il y ressent des battements, les constate avec la main. Douleurs.

Les 4 et 5, repos; diminution des battements, et même disparition.

Le 8, reprises du travail, réapparition des battements, augmentation des douleurs revenant par crises à la partie antéro-interne de la cuisse; leur acuité et une sensation d'engourdissement le fait entrer à l'hôpital, le 11 décembre 1869. Tumeur du volume des deux poings, moitié au-dessous, moitié au-dessus du pli de l'aine qui est soulevé, et ne forme plus qu'un léger sillon à la surface de la tumeur. Battements, expansion, *thrill* à la partie interne; bruit de soufle simple, intermittent. Tumeur élastique, réductible. Diminution du pouls dans les artères pédieuse et tibiale postérieure correspondante.

Diagnostic. Anévrysme diffus résultant de la rupture d'une petite poche antérieure, avec laquelle auraient coïncidé les premières douleurs.

Traitement. Repos, glace, *loco. dol.*

Les jours suivants, potion à l'hydrate de choral contre les douleurs et l'insomnie. Les crises deviennent intolérables; l'opération est résolue et pratiquée le 30 décembre.

Incision verticale; le péritoine est décollé jusqu'à la partie supérieure de la tumeur. L'iliaque externe, découverte, est liée, *elle se coupe sous la ligature;* recherche de l'artère plus haut; en définitive, ligature de l'iliaque primitive et arrêt de l'hémorrhagie; le malade meurt environ 12 heures après l'opération.

A l'autopsie, outre l'ANÉVRYSME qui avait nécessité l'opération, on trouve une SECONDE POCHE ANÉVRYSMALE peu volumineuse de la région poplitée droite.

En poursuivant les *artères*, on les trouve *altérées partout:* l'*aorte*, les *artères des membres se déchirent sous la ligature.* Malheureusement l'examen histologique n'a pas été fait.

On le voit donc, sans qu'il nous soit possible dans ce cas d'assigner sa véritable cause à l'altération spéciale de ces artères, que brisait une ligature ordinaire jetée sur elles, on constate que la modification portait à la fois sur un grand nombre de points.

C'est donc là un des exemples de ces maladies vasculaires généralisées, et vu l'âge du sujet (28 ans), un de ceux qui montrent avec le plus d'évidence une *sénilité prématurée des artères*.

Ce serait donc un de ces cas, où *l'âge réel* ne saurait être invoqué comme garantie de résistance aux conséquences d'une opération ou d'un traumatisme accidentel ; ce qu'il faudrait surtout consulter ici, ce serait *l'âge pathologique*.

Les conditions de l'économie, dans ces cas, se rapprochent par bien des points des conditions qui accompagnent la vieillesse elle-même.

La connaissance de quelques faits analogues, l'interprétation raisonnée qui pourrait en être faite, montreraient donc, dans des cas analogues où le chirurgien est sollicité à opérer, des *contre-indications* basées sur la possibilité d'observer, à tout âge, une *généralisation* de *modifications morbides artérielles* capables d'influencer en mal certains efforts thérapeutiques, que l'on aurait cru devoir tenter, et qui, sans cela, eussent été probablement couronnés de succès.

Ce sujet mériterait assurément d'être étudié de nouveau et très à fond ; et des recherches nombreuses qui reposeraient sur des observations et des expériences apporteraient peut-être un contingent utile à cette question d'un réel intérêt pratique.

ANATOMIE PATHOLOGIQUE COMPARÉE.

Pour suivre un autre ordre d'idées, mais tout en restant dans le sujet qui nous occupe, nous dirons qu'il est regrettable que la recherche des anévrysmes miliaires n'ait pas encore été faite avec persistance dans les autopsies des animaux, car ces petits anévrysmes n'y sont pas même signalés. On a cependant déjà étudié avec soin quelques altérations dont certains vaisseaux sont chez eux le siége en plusieurs régions du corps (1).

Mais il est évidemment des différences multiples considérables dans les manifestations morbides de ce genre, alors que fréquemment les vaisseaux sont atteints de dégénération.

Des hémorrhagies cérébrales sont excessivement rares chez les animaux le plus souvent observés dans les maisons spéciales de traitement.

Les recueils scientifiques n'en relatent point de cas précis, à notre connaissance et au dire de quelques auteurs très-compétents dans çes études et que nous avons consultés à ce sujet.

Quant aux manifestations médullaires, elles seraient au contraire plus communes, peut-être parce que l'activité de la moelle est plus fortement mise en jeu chez les animaux que l'activité cérébrale.

Ainsi, dans ces derniers temps, le chef des services

---

(1) M. Vulpian, *Sur l'altération graisseuse sénile des vaisseaux de l'encéphale chez certains mammifères* (Société de biologie, 1864).

de la clinique à l'École vétérinaire d'Alfort, M. L. Tras-
bot, relatait l'observation très-intéressante d'une
paraplégie aiguë du cheval, due à une congestion de
la moelle épinière au renflement lombaire.

Dans ce cas, il trouvait même, *sans toutefois signaler encore d'anévrysmes*, mais en montrant des dilatations vasculaires très-notables, que la congestion avait
été suivie d'une hémorrhagie interstitielle qui avait
creusé dans la moelle une véritable cavité large de
5 millimètres environ, remplie d'une bouillie liquide
rougeâtre formée du mélange du sang à la substance
nerveuse désagrégée (1).

LÉSIONS ANÉVRYSMALES DANS LA MOELLE ÉPINIÈRE.

Ceci nous conduit naturellement à quelques-uns de
nos cas où les *altérations vasculaires*, de l'ordre de
celles que nous nous sommes proposé d'étudier surtout dans ce travail, ont joué un rôle important dans
des altérations dont la *moelle épinière* a été le siége
principal.

Nous rentrons dans le domaine de la pathologie
humaine, et je me vois à regret contraint de ne donner
aujourd'hui qu'un résumé de ces trois cas, que j'ai
recueillis en 1869 et en 1870 :

Le premier concerne un homme de 28 ans, W..... Nicolas,
autrefois démolisseur, natif de Luxembourg, entré à l'hôpital
de la Pitié, le 1ᵉʳ février 1869, et mort le 23 mars 1869.

---

(1) *Recueil de médecine vétérinaire*, dirigé par M. H. Bou-
ley. 1870, mars, n° 3.

Il fut amené dans un état paralytique profond et total, dont la date devait être *probablement* déjà ancienne, car outre sa difficulté de parler le français, on ne put jamais avoir sur ses antécédents pathologiques de renseignements bien nets.

Lors de son autopsie, qui était faite devant M. le docteur Gallard, avec mon collègue et ami Raymond, on voulut bien me confier l'examen de la moelle épinière, d'où nous semblait avoir dû partir la cause probable de tous les phénomènes qui s'étaient succédé chez lui.

Cette moelle offrait en effet, dans une grande partie de la région dorsale et dans une petite étendue de la région lombaire, tout d'abord, une *altération en foyer*, caractérisée par un état de ramollissement, une transformation en une sorte de bouillie colorée en différents points de nuances variées, grises, jaunâtres et rouges ; dans quelques places, des amas noirâtres de la grosseur d'un grain de sable, d'une petite graine de mil.

La destruction par ce foyer considérable dans son étendue, *en hauteur* surtout, avait porté principalement sur les parties centrales, puis gagnait les côtés, les parties latérales irrégulièrement, et atteignait quelques points périphériques de la région dorsale (moitié inférieure) et de la région lombaire (tiers supérieur). Dans ces parties altérées il était impossible d'affirmer qu'il s'agît là d'un foyer de ramollissement plutôt que d'un foyer d'hémorrhagie. Il y avait en effet des signes se rapprochant de ces deux sortes de lésions.

Toutefois, à l'œil nu comme au microscope, les *vaisseaux* semblaient fortement *altérés*.

Et d'abord, à la simple inspection et dans des points tout à fait avoisinant les parties nerveuses dégénérées en pulpe ramollie, on distinguait une petite tumeur bien limitée, arrondie, de la grosseur d'un petit grain de mil, de consistance dure dans son centre surtout.

La ressemblance était frappante, avec les *anévrysmes miliaires* observés dans l'encéphale altéré.

Les branches qui en partaient ou qui s'y rendaient n'étaient bien visibles qu'au microscope (grossissement de vingt fois). Ces branches étaient également modifiées et par des amas de cristaux d'hématoïdine de formes variées, irrégulières, et par des blocs granulo-graisseux, colorés par la matière hématique.

Ces amas, ces blocs, étaient en grande partie dans la gaîne externe, très-distendue et formant ainsi des bosselures irrégulières. Dans quelques points les parois paraissaient très-épaissies, au niveau de l'altération.

Dans la substance médullaire, *autour de l'anévrysme*, existaient de nombreux amas de matières colorées par le sang, épanchées au milieu de la matière nerveuse dissociée (1). De plus se rencontraient de nombreux blocs de cristaux hématoïdiens.

On ne notait pas une grande quantité de corps granuleux libres, formant des agglomérations (mais, pour ce point, l'examen avait été fait assez tardivement).

---

(1) M. Cruveilhier, qui paraît être le premier qui ait décrit et figuré les anévrysmes des circonvolutions, sous le nom d'*apoplexie capillaire à foyers miliaires*, parle également, dans son livre, auquel nous devons tant de faits si bien observés, « de *granulations qui ne seraient autre chose*, dit-il, *que la « cicatrisation des petits foyers sanguins*,» et ajoute « *qu'il a eu « souvent l'occasion de rencontrer ces granulations dans le cer- « veau, et plusieurs fois dans la moelle.* »

Malheureusement il ne semble point encore avoir ici rattaché *la cause probable* que déjà il décrivait partout si bien, à l'*effet*, dont les exemples pourtant, n'avaient pas non plus fait défaut à sa patiente investigation. Dans les maladies de la moelle épinière, en effet, nous trouvons bien la figure d'une hémorrhagie dans cette substance nerveuse même, mais nous n'y voyons point incriminée, comme cause possible, la *lésion anévrysmatique des petites artères.* « C'est un foyer sanguin,

Il y avait des vaisseaux assez rapprochés qui paraissaien·
encore presque sains, quoique le plus grand nombre portât
les traces d'une altération manifeste. Cette modification intéressait les gaînes et à la fois aussi les autres tuniques. Avec
un état athéromateux avancé, auquel se joignaient des dépôts·
hématiques ou colorés par le sang, il y avait des points où
la *pan-artérite* était des plus manifestes.

Dans la région dorsale, on était frappé de l'*état moniliforme* des vaisseaux qui accompagnent les racines antérieures.
Leurs parois étaient épaissies, leurs noyaux très-augmen-
tés, tout à fait rapprochés (artério-sclérose). Quelques-·
uns avaient une sorte de bosselure bien limitée sur une
paroi. Cette bosselure était constituée par une dilatation,
limitée ou en *globe arrondi* d'une partie de la gaîne lymphatique, qui simulait ainsi un anévrysme; mais on pouvait
distinguer les autres parois du vaisseau qui étaient, il est
vrai, hypertrophiées, mais non bosselées ni ouvertes en ce
point.

De plus, il nous a été permis, dans ce cas, de constater une des conséquences les plus intéressantes de
ces lésions portant sur la moelle épinière elle-même.
Je veux parler d'une *dégénération secondaire*.

« qui occupait la plus grande partie de la hauteur de la
« moelle, et était limité à la moitié gauche de cet organe.

« Ce foyer sanguin était formé aux dépens de la substance
« grise seulement.

« Il y avait une couleur de sang, lie de vin foncée, dans
« la plus grande partie de la moelle.

« En bas, la couleur était plus brunâtre, légèrement ocrée. »

La pièce avait du reste été présentée à la Société anatomique par M. Monod, le 13 août 1829.

(*Atlas de M. Cruveilhier*, 38ᵉ livraison, pl. V, p. 12.)

Ici, elle est très-nettement constatable et à la fois *ascendante* et *descendante;* elle s'accompagne, en outre, d'un certain degré de *myélite diffuse* par places, quoiqu'il soit possible de reconnaître, pour la *dégénération secondaire ascendante*, un siége manifeste dans les *cordons postérieurs*, et pour la *dégénération secondaire descendante*, des siéges manifestes aussi, mais non uniques, dans les *cordons latéraux;* nous disons non uniques, car dans quelques points, *au-dessous* de la lésion primitive, certaines zones des cordons postérieurs ont été également un peu atteintes par la myélite chronique.

Il s'agit, en effet, d'*altérations médullaires scléreuses;* ces altérations, déjà visibles à la première inspection, sont devenues plus nettes après la conservation des pièces dans les différents liquides spéciaux, et alors, avec la seule réaction carminée, à laquelle on ajoutait l'acide acétique, il était facile de s'assurer de l'existence des lésions, de leur étendue, soit en largeur, soit en hauteur; mais le microscope, naturellement, était toujours employé pour contrôler les faits avancés.

Pour nous résumer, nous dirons qu'il existait :

1· Dans les coupes supérieures, région cervicale, au-dessus de la lésion :

Une dégénération des cordons postérieurs, occupant les côtes internes, à partir du sillon; figurant un triangle à sommet central antérieur, à base circonférentielle postérieure; le plus souvent *symétrique;* parfois cependant le triangle est mieux dessiné d'un seul côté. On a poursuivi jusque dans le bulbe et la protubérance des traces de la *sclérose ascendante;*

2° Dans les coupes moyennes et inférieures (régions dorsale et lombaire), au-dessous de la lésion :

Une dégénération des cordons latéraux, très-marquée, symétrique, mais non unique; un peu de *sclérose diffuse*, et dans quelques coupes, dégénération simultanée de quelques points des cordons postérieurs;

3°· Dans les coupes inférieures (région lombaire), tout à fait au-dessous et assez loin :

Une dégénération des cordons latéraux; elle est symétrique, très-accusée; elle occupe les parties médianes de ces cordons antéro-latéraux; de chaque coté, elle figure un triangle à sommet central latéral, à base circonférencielle latérale aussi.

Mais ici la *dégénération descendante* ne paraît pas toutefois non plus être seule; elle s'accompagne d'un certain état d'*altération* existant dans les *cornes grises antérieures*, et cela des deux cotés aussi à la fois.

Sans insister sur ces lésions secondaires, assurément si intéressantes, mais qui ne sont point le sujet spécial que nous traitons en ce moment, je rapprocherai du fait précédent l'observation d'un homme qui succomba à la Pitié aux conséquences pathologiques multiples de l'*alcoolisme* et chez lequel il nous fut possible de retrouver dans la moelle épinière et ses méninges des lésions analogues et très-comparables à celles rencontrées dans le cerveau et ses enveloppes :

En effet, si nous pûmes reconnaître manifestement des anévrysmes miliaires des petites artères de l'encéphale, des plaques et des zones d'encéphalite diffuse, multiples et disséminées, des lacunes de grandeurs variées, avoisinant tout à fait des vaisseaux où prédominait l'*endartérite oblitérante*, nous constatâmes, après les préparations habituelles, des traces irrécusables d'une *méningo-myélite diffuse* (1), généra-

---

(1) On avait noté à l'état frais les traces évidentes d'une ancienne méningite spinale, comme du reste des reliquats d'inflammations anciennes de toutes les séreuses. Plus tard, dans les zones d'altérations scléreuses, multiples, irrégulières, diffuses et inégalement distribuées, on distinguait au microscope, entre autres choses, une atrophie des cellules; des corps amyloïdes, en nombre immense dans quelques

lisée et irrégulièrement distribuée. Des lacunes énormes existaient dans différents points de la moelle. Nous en avons observé plusieurs irrégulièrement distribuées, visibles à l'œil nu, de la grosseur d'un petit grain de tabac, existant dans la région lombaire, en des places parfois éloignées, parfois rapprochées des zones paraissant le plus scléreuses ; enfin les vaisseaux atteints dans leur tunique, à différents degrés, montraient parfois, avec une disparution ou une forte diminution de la tunique moyenne, un tel état bombé, déformé de quelques points de leurs parois latérales, que l'on avait les phases différentes des déformations anévrysmales.

Dans d'autres endroits, au contraire, il y avait épaississement de tout le cylindre et véritable pan-artérite scléreuse hypertrophique.

Pour être aussi complet qu'un résumé peut le permettre, je dirai que pendant la vie nous avions pu, avec M. le docteur Marrotte, constater à plusieurs reprises et très-nettement des désordres multiples des centres nerveux qu'on ne pouvait que rapporter à de semblables modifications dans la texture de l'axe central rachidien (tremblements, incoordination des mouvements, faiblesse et modifications de la sensibilité).

La dernière observation que nous relaterons ici est un des exemples les plus complets de la *généralisation des lésions vasculaires* qui se puissent rencontrer. On

---

places surtout (agglomération) ; des vaisseaux à tuniques scléreuses, une augmentation dans le nombre des noyaux et un état anormal dans leur distribution, une prolifération considérable en certains endroits du tissu conjonctif. Ces faits étaient peut-être plus intenses dans la région dorsale surtout.

les retrouve dans tous les organes (par exemple le *cerveau*, le *cervelet*, la *protubérance*, la *moelle épinière* et leurs *méninges*, la *rétine*, le *péricarde*; on les constate sur les vaisseaux de presque toutes les régions par exemple l'*aorte*, les *carotides*, les *iliaques* et les *vaisseaux du mésentère*) :

Il s'agit d'une malade âgée de 72 ans, qui succomba à la Salpêtrière, le 6 février 1870, et dont nous fîmes l'autopsie avec M. Charcot.

Pendant la vie on avait eu peu de renseignements sur elle; toutefois, notre collègue M. Michau avait recueilli les notes suivantes lors de son arrivée à l'infirmerie :

4 février 1870, malade prise d'une attaque ce matin, à midi et demi, en mangeant.

Puis, bientôt plusieurs autres seraient survenues qui se seraient rapidement succédé.

A son entrée, à 3 heures du soir, on constatait 40°,6 comme température rectale.

Elle a continué à avoir des attaques fréquemment répétées. Depuis quelques instants elle paraît un peu plus tranquille. Les accès de convulsions diminueraient de fréquence.

Toutefois, on en a constaté plusieurs pendant la visite du soir.

Son état était celui d'une résolution générale, d'une flaccidité complète. La tête tournée à gauche, sans roideur; les yeux sans déviation, conservant leurs mouvements; la bouche restée fermée et la respiration s'effectuant par le nez. On notait une grande chaleur de la peau. Le pouls battait près de 120 fois par minute. Les membres inférieurs étaient marbrés de taches, de plaques violacées, et froids.

Au moment des accès la tête se déviait plus fortement, les yeux se tournaient à gauche; des mouvements convulsifs agitaient les muscles de la face, et le bras gauche était soulevé et animé de quelques secousses. Il y avait aussi des mouvements, mais moins marqués, du côté droit et aux membres inférieurs. La température rectale donnait 42°,4.

Le diaphragme et les muscles intercostaux fonctionnaient bien.

Mais l'insensibilité était générale et complète, et la malade ne répondait pas quand on l'interrogeait.

C'est, du reste, dans cet état d'anéantissement profond que la mort survint dans la nuit, la température rectale étant montée à 42°,6.

L'autopsie avait révélé une quantité innombrables d'anévrysmes miliaires (1) existant dans le cerveau, le cervelet, la protubérance et les méninges; ils étaient de toutes grosseurs, d'âges différents, et en de nombreuses places ils correspondaient à de petites hémorrhagies multiples, localisées et d'âges différents aussi. Quelques-unes récentes, foyers à teinte rouge; plusieurs anciennes, foyers à teinte ocrée.

On voulut bien me confier le soin d'achever l'autopsie, et je pus constater, en même temps qu'un état athéromateux très-généralisé et de nombreuses plaques d'artérite très-disséminées aussi, des altérations anévrysmales dans d'autres points du corps (*péricarde, mésentère, région cervicale, carotides*).

De plus, existaient des *anévrysmes dans les deux rétines*, sur l'état desquelles nous reviendrons plus loin.

Cœur. — De petites hémorrhagies récentes, affectant la forme arrondie, existaient à la face externe du cœur, sous le péricarde, et à ce niveau correspondaient les dilatations vasculaires anévrysmales.

Mésentère. — Ainsi, sur quelques vaisseaux du mésentère il y avait même une grappe de petites artères renflées en

---

(1) Nous pûmes de suite compter plus de *cent* petits anévrysmes miliaires, tant sur les vaisseaux externes des circonvolutions qu'à l'intérieur du cerveau lui-même, ainsi que dans les coupes du cervelet et de la protubérance.

boules, assez dures (anévrysmes miliaires). Tout autour d'eux de petites zones offrant les teintes variées de la matière colorante du sang épanché.

Moelle épinière. — Enfin, la moelle épinière elle-même présentait des lésions de deux ordres : les unes constatables de suite, à l'état frais, les autres demandant l'emploi des procédés de conservation et de durcissement.

1° Voici les premières :

La dure-mère spinale est ridée, rugueuse; la face postérieure est un peu chagrinée et offre de petits dépôts comme jaunâtres. Il y a des traces évidentes de *méningite chronique*, mais sans grandes adhérences ni tractus actuellement bien constatables.

La moelle, enlevée le lendemain seulement, montre, outre l'imbibition, une vascularisation très-considérable.

Les veines sont variqueuses; très-nombreuses sont les petites artères des méninges spinales inférieures et postérieures.

Le tissu médullaire est plutôt mou et rosé généralement. Les vaisseaux sont augmentés de volume, du double, du tiers, dans quelques places. Les conduits sont distendus par du sang, et dans certains points il existe des dilatations anévrysmales formées par les renflements latéraux des parois (aspect moniliforme, état paraissant plus ancien), par des sacs bien formés, isolés, état paraissant plus récent.

On signale de plus un grand nombre de corps très-arrondis, avec de petits cercles concentriques, nettement et irrégulièrement formés, se modifiant, comme couleurs, par l'iode; ce sont des corps amyloïdes, et ils prédominent dans quelques points. Ailleurs, ce sont des amas granuleux, des corps de Gluge, surtout, que l'on rencontre par exemple dans la région dorsale.

Les *vaisseaux de la substance grise* ont paru, après des examens répétés, être *plus altérés*, surtout comme dilatations pariétales.

2° Après durcissement par acide chromique et alcool, on a constaté :

Une *méningite rachidienne* des plus notables et dont la date devait être ancienne. L'épaississement des méninges (pie-mère et feuillet médullaire de l'arachnoïde), l'adhérence à la circonférence même de la moelle, étaient des plus considérables aux points où la *sclérose corticale* était le plus manifeste ou *vice versâ.*

L'altération des méninges se retrouvait la même, très-considérable dans les scissures, l'antérieure surtout.

Les lésions scléreuses ont semblé plus manifestes vers les cordons antérieurs, soit en avant, soit latéralement, que vers les cordons postérieurs, presque relativement sains, comme aussi les méninges spinales, bien moins épaissies ou adhérentes à ce niveau.

Il y avait en effet une *sclérose médullaire, généralisée, diffuse;* elle était, par sa disposition, *corticale, annulaire* (1) (dans presque toutes les coupes, régions dorsale et lombaire ; de plus *latérale* dans d'autres (région dorsale, au tiers supérieur et au tiers moyen), parfois gagnant la substance grise, par les cornes postérieures (région dorsale, au tiers inférieur et région lombaire).

Mais la *sclérose annulaire* était surtout des plus manifestes vers les parties antérieures et latérales. C'était à gauche que l'on trouvait une zone scléreuse, avançant en triangle irrégulier dans l'intérieur de la substance blanche, cordon latéral, partie postérieure et moyenne.

Les cornes postérieures de la substance grise, des deux côtés, mais principalement du côté gauche, étaient plus vite et plus fortement teintées par le carmin, de même quelques parties des deux cornes antérieures.

L'extrémité de la corne postérieure gauche, en arrière, qui, ici, est manifestement la région la plus teintée par le carmin,

---

(1) Voir Vulpian, *Archives de Physiologie,* 1869.

touche par un point à la sclérose corticale et presque à la sclérose du cordon latéral gauche.

Il y avait donc là une *myélite chronique diffuse*, et il est intéressant de rapprocher ces diverses manifestations de l'état des vaisseaux de la moelle même.

Or, déjà à l'état frais ces vaisseaux nous avaient apparu très-fortement altérés dans leurs parois. Le durcissement faisait retrouver et préciser davantage quelques-unes de ces lésions.

Des dilatations anévrysmales soit latérales, soit englobant le conduit vasculaire tout entier et revêtant l'aspect arrondi, se rencontraient sur un grand nombre des coupes des différentes régions.

Mais les vaisseaux des parties centrales et ceux de la périphérie même nous parurent les plus atteints. C'étaient également ceux qui avoisinaient des zones scléreuses que l'on pouvait aussi regarder comme les plus malades.

A côté des altérations anévrysmales déjà produites, on pouvait sur d'autres conduits constater déjà des désordres réels se traduisant par la *pan-artérite* ou par une artério-sclérose pariétale hypertrophique.

Du reste, ces lésions médullaires se rapprochaient par bien des points des lésions encéphaliques.

Et que l'on cherche ou non un lien de cause à effet, une relation directe comme une affection secondaire par exemple, on n'en doit pas moins être frappé de *l'analogie* du plus grand nombre de ces manifestations finales, et l'on est naturellement conduit à y ajouter alors l'influence irrécusable d'une manifestation générale.

Dans ce cas, nous le croyons fermement, ce sont les *lésions généralisées* de l'appareil circulatoire qu'il faudrait surtout accuser.

Et en effet, dans différentes autres régions nous allons les retrouver très-nettes, très-intenses et révélant presque partout les mêmes caractères.

Vaisseaux. — *L'aorte*, en effet, présente de nombreuses

plaques résistantes, disséminées, saillantes, du côté de sa face interne.

A une coupe, ces plaques offrent un aspect jaunâtre, grisâtre, une consistance friable; il y a là une sorte de masse boueuse, désintégrée, entourée en de certains endroits d'une sorte de zone connective, qui circonscrit des îlots, qui paraissent alors médians, touchant aux deux tuniques interne et externe; d'autres fois il y a saillie bombée vers la face interne seule, et le tissu désintégré paraît ne plus être séparé de la lumière même du vaisseau que par une couche très-fine.

Les vaisseaux qui partent de l'aorte sont très-altérés.

Les carotides montrent dans une coupe une déformation du conduit. La lumière, au lieu d'être arrondie, a pris un aspect irrégulièrement triangulaire par places ou affecte la forme d'un quadrilatère mal formé. La paroi interne est par places très-épaisse et d'aspect grisâtre, résistant (endartérite).

La couche externe est bombée, épaisse; elle fait des reliefs arrondis, prenant l'aspect de petite tumeur de forme semiglobuleuse (péri-artérite).

Dans quelques places, entre ces deux modifications, on voit une zone irrégulièrement située dans les couches centrales, zone occupée par une face anormale, gris jaunâtre, presque toujours comme enkystée. C'est une masse de désintégration granulo-graisseuse, avec traces de membrane limitante sclérosée.

Yeux. — Enfin, du côté de l'appareil de la vision, des constatations très-intéressantes ont pu également être faites par nous et sont venues s'ajouter, avec leur intérêt tout spécialement particulier et pratique, aux lésions analogues rencontrées dans d'autres points.

Tout d'abord, les choroïdes paraissaient altérées; l'une offrait un état tigré, marbré, résultant de teintes pigmentées, noirâtres, rapprochées de taches décolorées, blanchâtres.

L'autre offrait par places une injection très-vive, avec dilatation des vaisseaux, très-rouges, hyperémiés. Pour celles-ci la rétine semblait moins épaisse et même très-mince par places, comme s'il y avait par derrière un retrait, une ulcération (défaut d'égalité des plans).

De plus, existaient des zones ecchymotiques autour de petites dilatations arrondies. Cette teinte dépassait parfois un peu la zone, elle aussi souvent arrondie, et s'infiltrait pour ainsi dire dans la rétine même, qui est plutôt jaunâtre que blanc grisâtre comme normalement.

L'aspect de la rétine, du coté où existait l'état tigré, dépigmenté de la choroïde, était tout différent à une simple inspection.

Elle paraissait épaissie, ridée en de certaines places; elle était froncée, ne se laissait pas étaler facilement; elle n'avait pas cette mollesse un peu pâteuse de la rétine saine; elle n'était plus de teinte claire, blanc grisâtre, blanc bleuâtre.

Mais, par places, les rides rayonnées offraient des colorations jaunâtres, de teintes jaunes ocrées.

Par là il y avait un rapprochement très-réel avec quelques aspects de celle du côté opposé.

C'est qu'en effet existaient, de plus et surtout, des *anévrysmes miliaires* dans les *deux rétines*. Ces dernières lésions des vaisseaux du fond de l'œil correspondaient à de petites hémorrhagies infiltrées dans les parois mêmes de la couche rétinienne (fig. 3, pl. I). En effet, il y avait, disséminées çà et là, de petites zones ecchymotiques, jaune rouille, entourant des dilatations arrondies des vaisseaux, dilatations que l'on voyait déjà presque suffisamment bien à l'œil nu et qui se confirmaient très-nettement avec une loupe; d'un autre coté, une préparation avec le microscope déterminait absolument ceux que la simple inspection n'avait point tout d'abord reconnus. Il s'agissait bien réellement d'anévrysmes; leur forme, leur volume, leurs ressemblances multiples rappelaient ceux que l'on avait rencontrés sur les artérioles des méninges et de l'encéphale.

Quelques-uns seulement étaient plus petits, exigeaient l'emploi d'un grossissement de dix à vingt fois pour être bien reconnus; mais d'autres, ceux que la simple vue déterminait de suite, atteignaient jusqu'au volume d'une petite tête d'é-pingle, d'un grain de tabac ou de poudre; l'un offrait même le volume d'une petite graine de millet.

Une de ces rétines étalées a été examinée au microscope dans tout son ensemble, et l'on y put noter les particularités suivantes :

Il n'y a pas une altération athéromateuse du système vasculaire aussi frappante, par exemple, que celle que l'on rencontrait sur les vaisseaux mêmes de l'héxagone artériel cérébral.

Un grand nombre de vaisseaux a semblé sain.

Toutefois, sur quelques uns, mais en minorité, on ren-contrait quelques traînées de petites gouttelettes graisseuses fines, le plus souvent vers la paroi externe.

Dans quelques points il y en avait vers la tunique interne, mais c'était encore une exception, et elles n'étaient point là non plus, ni plus nombreuses, ni plus volumineuses.

Dans un gros vaisseau, à sa bifurcation, ce n'est pas l'ap-parence athéromateuse que l'on note, mais on distingue des gouttelettes de graisse, réfractant spécialement la lumière, plutôt volumineuses, non noirâtres.

Elles se retrouvent également, avec des grosseurs adaptées, dans une petite branche de la bifurcation du conduit.

Ces gouttelettes graisseuses, qu'on ne fait déplacer qu'avec le vaisseau, semblent bien être dans la gaîne lymphatique et envelopper ainsi le conduit comme dans un manchon.

C'est près de lui qu'on rencontrait des dilatations arron-dies, semblant être le plus souvent faites aux dépens des deux côtés de la paroi vasculaire, et offrant avant comme après la poche arrondie, ovale, plus ou moins bombée des branches d'entrée et de sortie (vaisseau afférent et efférent).

Sur les parois mêmes de l'anévrysme, outre des *grains hématoïdiens* disséminés, plus ou moins colorés, on trou-vait quelques gouttelettes graisseuses très-fines, disposées les unes après les autres, en suivant un des cercles de la poche, vers la partie moyenne.

L'adventice épaissie paraît soudée à la couche interne. La tunique moyenne aurait disparu ou se serait considérablement atrophiée.

De plus, on trouvait, disséminées dans le tissu de la rétine, des îlots de grains d'hématoïdine, de forme cristalline irrégulière, très-fortement colorés en jaune brique et teinte rouille.

Dans de certains points existaient des amas de petits corps arrondis, formés de couches concentriques allant en décroissant; ils étaient presque tous de la même grandeur et ressemblaient tout à fait à des corps amyloïdes. La réaction par l'iode en révélait la nature.

L'examen micrographique démontrait donc, entre autres particularités et d'une façon très-nette, la *lésion anévrysmatique* des conduits vasculaires, et de la sorte apparaissaient encore plus les points de ressemblance qui existaient pour les diverses modifications pathologiques de ce genre, entre les vaisseaux du fond de l'œil et les vaisseaux encéphaliques (1).

Dans cette dernière observation, les cristallins, examinés malheureusement seulement à l'autopsie, paraissaient laisser le passage facile aux rayons lumineux, ce qui eût permis, pendant la vie, de faire une inspection ophthalmoscopique, et d'y découvrir ces inté-

---

(1) Nous avons essayé d'insister à nouveau sur ce point très-intéressant dans une Note lue à l'Académie des sciences, le 7 mars 1870.

Voir Comptes rendus 1870. Note sur la coexistence d'altérations anévrysmales dans la rétine avec des anévrysmes des petites artères dans l'encéphale, par H. Liouville.

ressantes dilatations anévrysmales des vaisseaux rétiniens.

Avec les antécédents, l'âge, l'état du système artériel constatable à la radiale, par la seule pression digitale ou par le sphygmographe ; enfin surtout avec les
circonstances dans lesquelles s'étaient produites les
dernières petites attaques apoplectiformes qui ame-
naient cette malade à l'infirmerie, on aurait peut-être
été en droit de diagnostiquer la cause probable des
hémorrhagies encéphaliques, et de la placer dans une
altération généralisée du système artériel, se traduisant
par des modifications anévrysmales, presque partout
analogues, et également disséminées dans différents
points du corps.

C'est là, du reste, la conclusion pratique que nous
voudrions avoir le droit de tirer de ce fait et de quelques-uns de ceux qui précèdent ; faits, qui démontrent
manifestement et à la fois la coexistence et la relation d'altérations anévrysmales dans la rétine, avec des
modifications pathologiques analogues sur les petits
vaisseaux de l'encéphale.

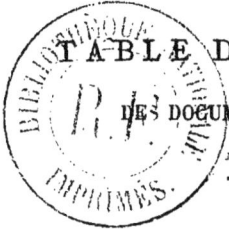

TABLE DES MATIÈRES

DES DOCUMENTS ADDITIONNELS

——oo:o:oo——

EXPLICATION DES PLANCHES.

J'adresse tous mes remercîments à mes amis et collègues Alling, Challand, Hayem et Oyon, qui ont bien voulu dessiner d'après nature les différentes figures qui viennent ainsi utilement compléter les observations que nous avons relatées dans le cours de notre travail.

La chromo-lithographie de tous ces dessins a été faite avec le plus grand soin par M. Lackerbauer.

PLANCHE I.

FIGURE 1. — ANÉVRYSMES MILIAIRES DANS LE CERVELET.

    a.   — Anévrysmes.

    fh. — Foyer hémorrhagique, ocreux.

    cr. — Corps rhomboïdal.

    v.   — Vaisseau aux dépens duquel a lieu l'anévrysme.

FIGURE 2. — ANÉVRYSMES MILIAIRES DANS LA PROTUBÉRANCE.

    a.   — Anévrysmes.

    h.   — Foyers hémorrhagiques.

    v.   — Vaisseau avec anévrysme.

FIGURE 3. — ANÉVRYSMES MILIAIRES DANS LA RÉTINE.

    a.   — Anévrysmes.

    h.   — Zone hémorrhagique autour des anévrysmes.

    v.   — Vaisseau; quelques-uns dilatés.

    p.   — Papille.

FIGURE 4. — ANÉVRYSMES MILIAIRES DANS LE CERVEAU.

    a.   — Anévrysmes de tailles différentes appendus à de petites artères comme à une grappe. La pulpe cérébrale ayant macéré, on a pu sans trop les détruire obtenir ce résultat qu'on ne peut pas avoir aussi nettement à l'état frais.

FIGURE 5. — ANÉVRYSMES MILIAIRES DANS LE MÉSENTÈRE.

    aa. — Anévrysmes appendus aux vaisseaux du mésentère.

FIGURE 6. — COEXISTENCE DES ANÉVRYSMES MILIAIRES CÉRÉBRAUX AVEC UN FOYER DE RAMOLLISSEMENT.

    a.   — Anévrysmes miliaires.

    v.   — Vaisseau aux dépens duquel ils sont faits.

    fr. — Foyer de ramollissement, aspect mollasse; teinte jaune.

OBSERVATIONS D'ANÉVRYSMES MILIAIRES GÉNÉRALISÉS
par Henry Liouville.

Fig. 1

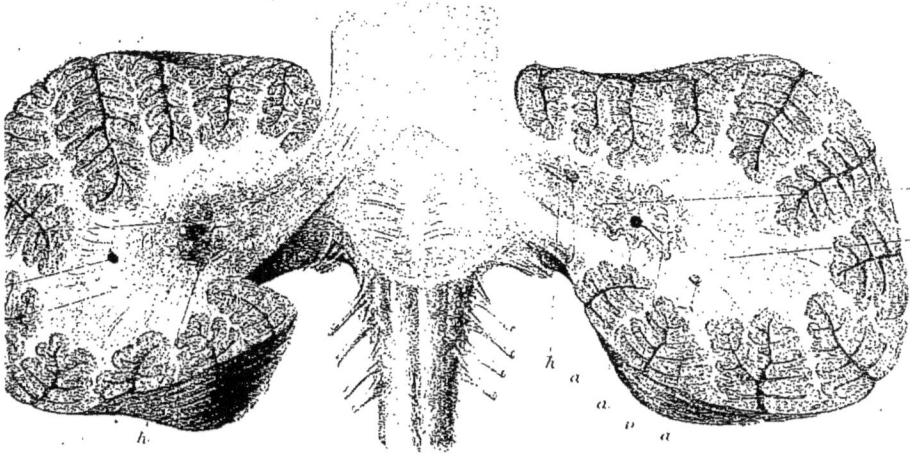

Fig. 3

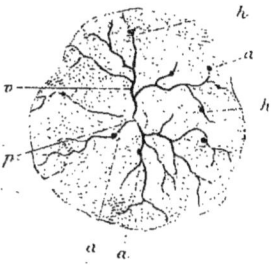

Fig. 5

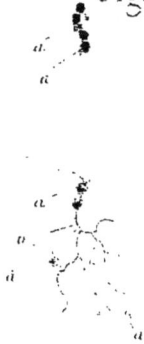

Fig. 2

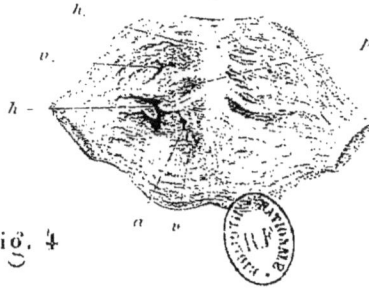

Fig. 4

Fig. 6

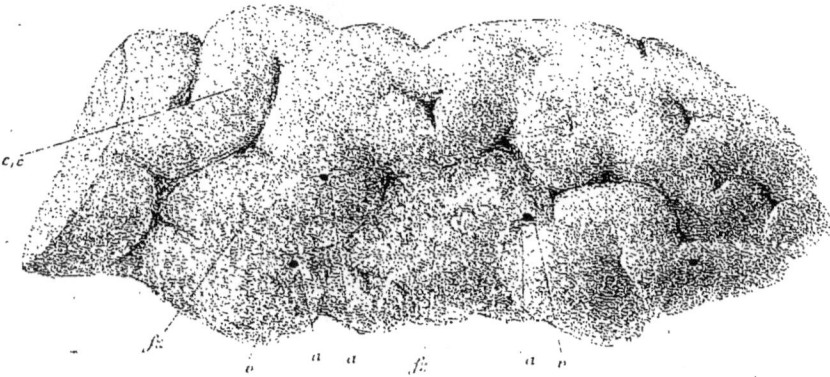

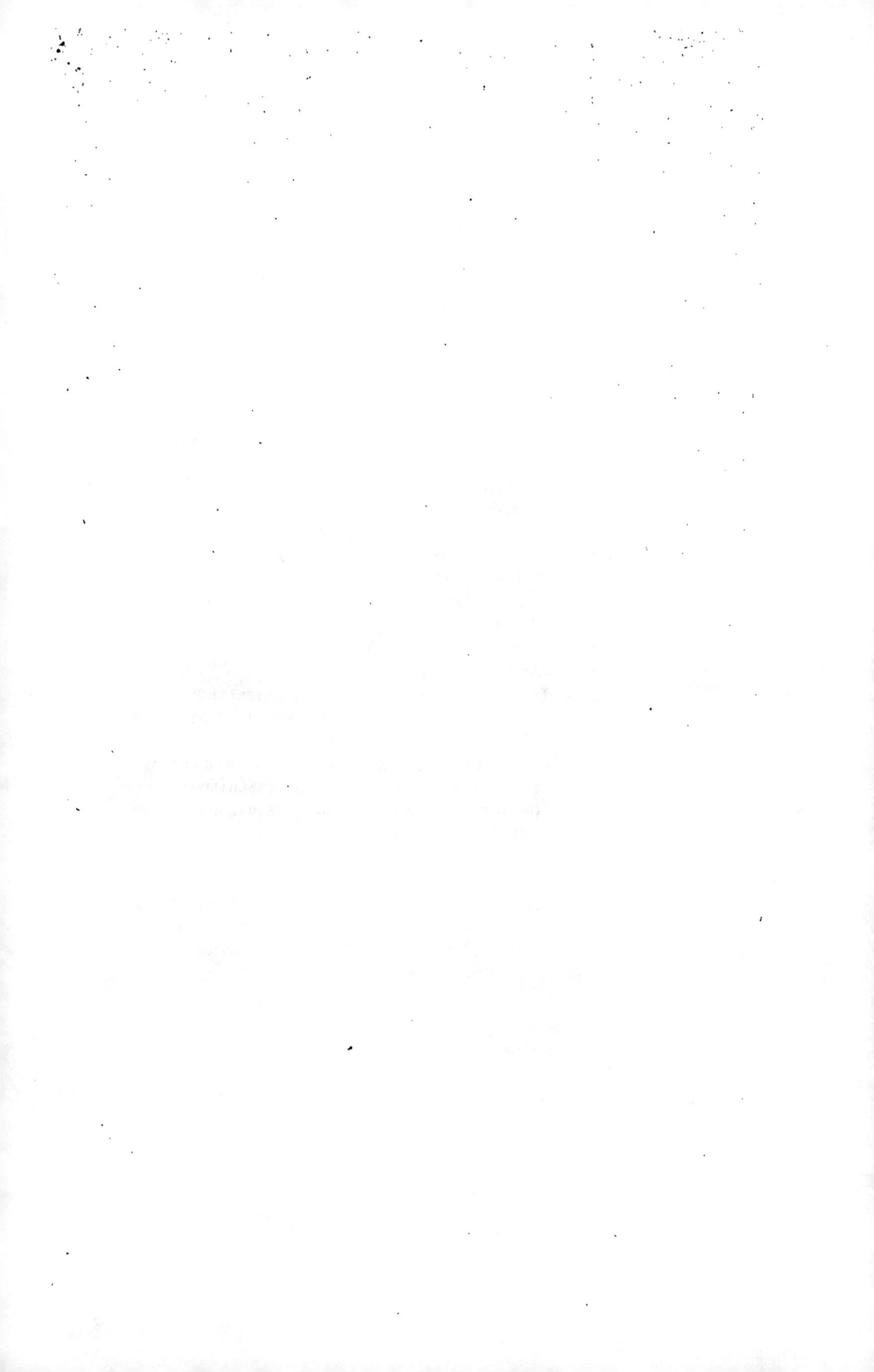

PLANCHE II.

FIGURE 1. — ALTÉRATIONS PROFONDES ET DIVERSES DE L'AORTE DANS
      UN CAS D'ANÉVRYSMES GÉNÉRALISÉS.

   a.   — Dilatations anévrysmales.

  pa.   — Plaques de crétification, de calcification.

       Dans d'autres points dégénération athéromateuse
        avec déformation considérable des parois, bom-
        bées (face externe) et excavées (face interne).

FIGURE 2. — ANÉVRYSMES MILIAIRES MULTIPLES SUR UN VAISSEAU
      DÉJA ASSEZ VOLUMINEUX.

FIGURE 3. — DILATATIONS ANÉVRYSMALES DE NOMBRE ET DE FORME
      VARIÉS SUR UN VAISSEAU CÉRÉBRAL ; PAR PLACES
      ELLES ÉTAIENT TRÈS-RAPPROCHÉES.

FIGURE 4. — QUATRE ANÉVRYSMES FUSIFORMES DANS UN CAS DE
      DIATHÈSE ANÉVRYSMALE.

       (Fait observé par Donald Munro.)

   v.   — Vaisseau.

   a.   — Anévrysmes vus à l'extérieur.

  ao.   — Anévrysme ouvert

FIGURE 5. — DILATATIONS ANÉVRYSMALES AVEC ALTÉRATIONS ARTÉ-
      RIELLES MULTIPLES, SUR LES CAROTIDES, DANS UN CAS
      D'ANÉVRYSMES GÉNÉRALISÉS.

FIGURE 6. — COUPES HORIZONTALES DE VAISSEAUX VOLUMINEUX, AL-
      TÉRÉS DANS UN CAS D'ANÉVRYSMES GÉNÉRALISÉS.

       Les tuniques internes étaient plus malades qu'elles
        ne sont représentées ici.

       Là lumière des vaisseaux était plus rétrécie par ce
        fait.

       La déformation était considérable. Dans quelques
        points il y avait confusion de l'endartérite et
        de la péri-artérite. Il y avait dans d'autres pla-
        ces une véritable *pan-artérite*.

OBSERVATIONS DE DILATATIONS ANÉVRYSMALES GÉNÉRALISÉES
par Henry Liouville.

Pl. 2

Fig. 1

Fig. 4

Fig. 5

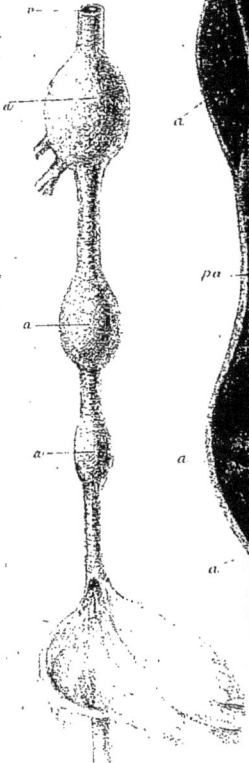

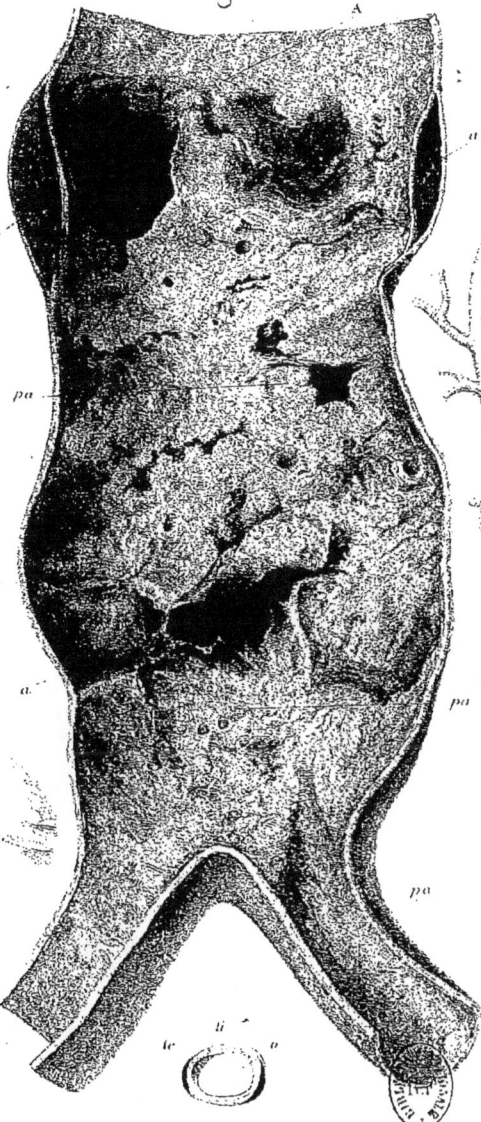

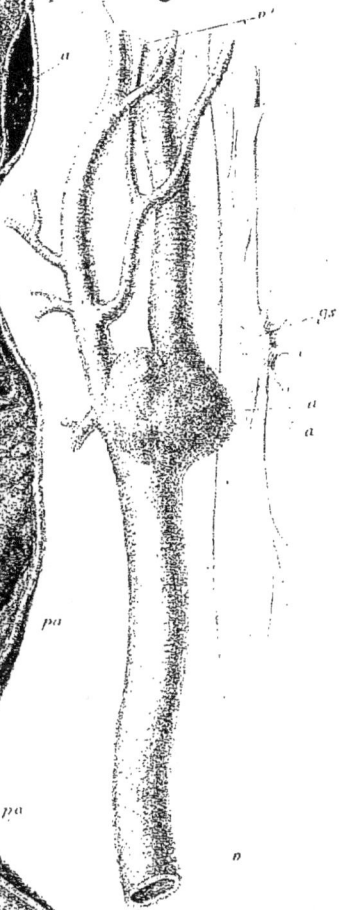

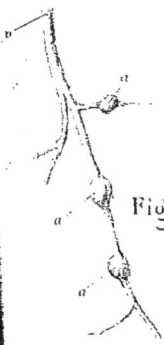

Fig. 2

Fig. 6

Fig. 3

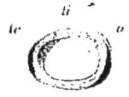

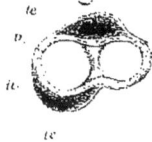

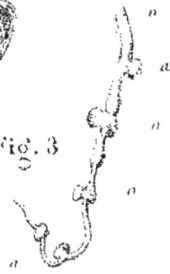

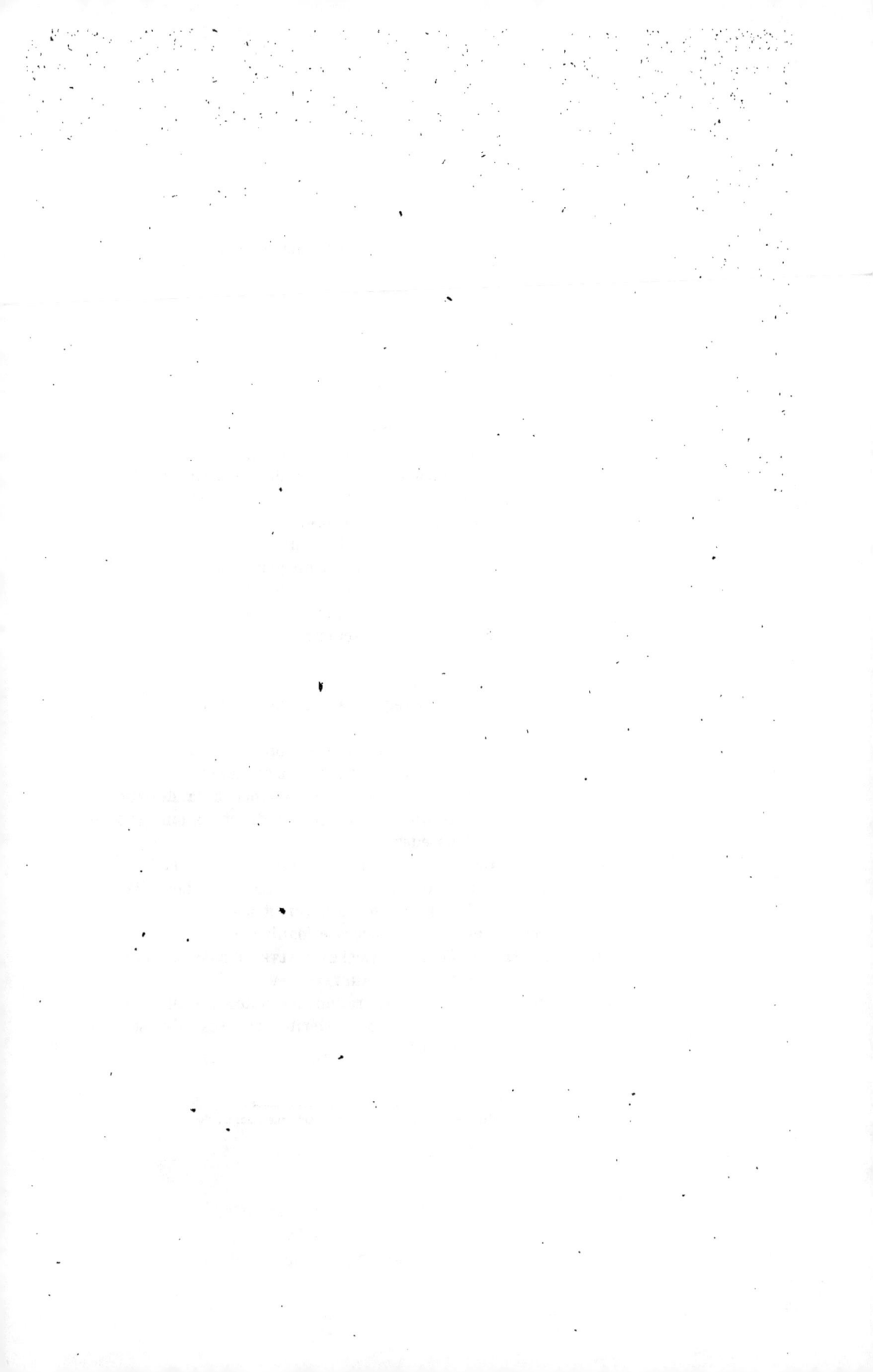

PLANCHE III.

FIGURE 1. — COUPE D'UN ANÉVRYSME MILIAIRE CÉRÉBRAL (OBSERVA-
TION DE M. VULPIAN).

e. — Couche externe.

iz. — Couche interne.

gr. — Globules rouges.

gbi. — Globules blancs.

FIGURE 2. — COUPE D'UN ANÉVRYSME MILIAIRE CÉRÉBRAL.

er. — Couche externe.

gbi. — Globules blancs.

sci. — Sclérose de la tunique interne.

li. — Lamelle détachée de la tunique interne altérée.

FIGURE 3. — COUPE D'ANÉVRYSME ET DE VAISSEAUX CÉRÉBRAUX (OB-
SERVATION DE M. HAYEM).

(Cas se rapportant à l'autopsie du 24 avril 1867.)
La coupe est tombée un peu au delà d'une bifurcation artérielle, le vaisseau principal A portant
latéralement un anévrysme C.

B. — Autre conduit vasculaire voisin.

a. — Couche externe.

b. — Couche interne.

c. — Espaces irréguliers de la couche externe avec éléments graisseux.

d. — Tache due à une infiltration sanguine.

FIGURE 4. — COUPE D'ANÉVRYSME MILIAIRE CÉRÉBRAL.

sc. — Artério-sclérose, avec tendance à la destruction
dans un point a, par la dégénération granulo-
graisseuse.

FIGURE 5. — COUPE D'UN ANÉVRYSME MILIAIRE CÉRÉBRAL.

abi. — Altération de la tunique interne : endartérite avec
dégénérescence athéromateuse.

sc. — Péri-artérite, sclérose manifeste.

FIGURES 6 ET 7. — COUPE DE VAISSEAUX ALTÉRÉS DANS UN CAS DE GÉ-
NÉRALISATION ANÉVRYSMALE.

sc. — sci. — e. — Altérations de toutes les tuniques des
vaisseaux : pan-artérite avec ses diverses conséquences.

Paris.— Imprimerie Cusset et Cie, rue Racine, 26.

OBSERVATIONS SUR LA STRUCTURE DES ANÉVRYSMES MILIAIRES ENCÉPHALIQUES

par M.Mrs Vulpian, Hayem et Liouville.

Pl. 3

Fig. 1

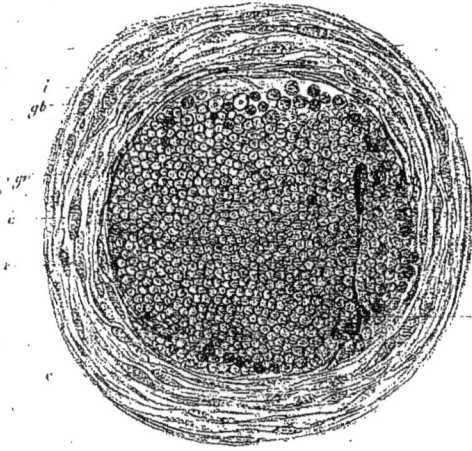

Fig. 2

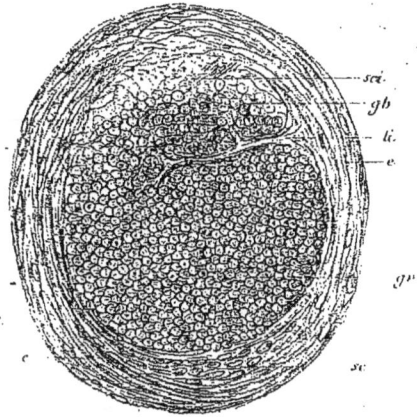

Fig. 4

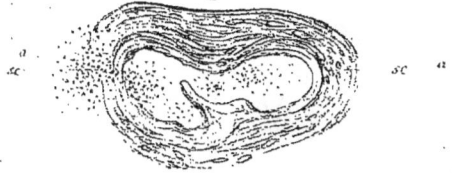

Fig. 5

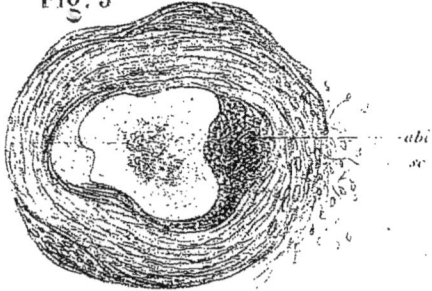

Fig. 7

Fig. 6

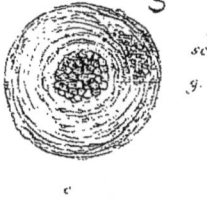

Fig. 3

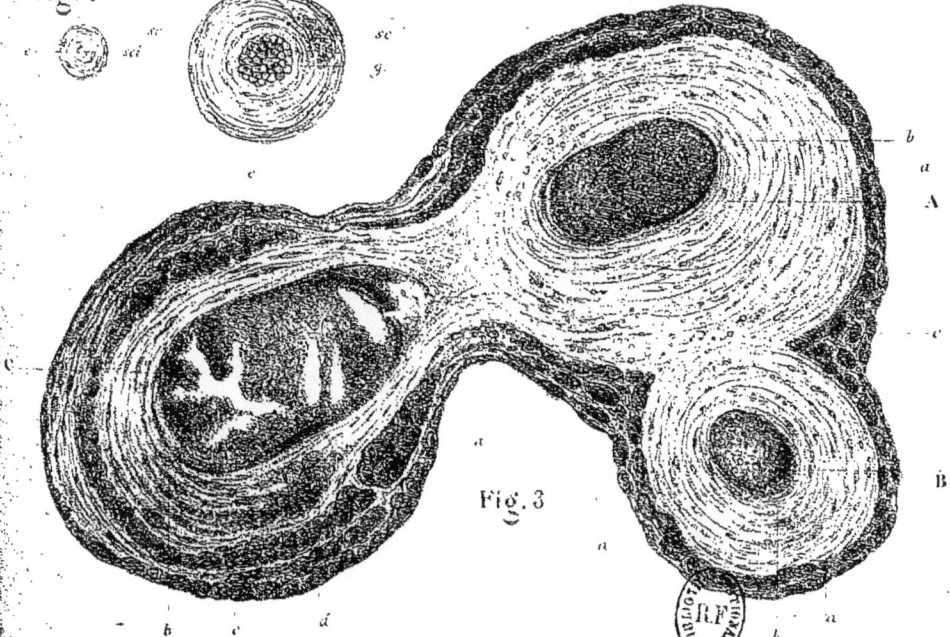

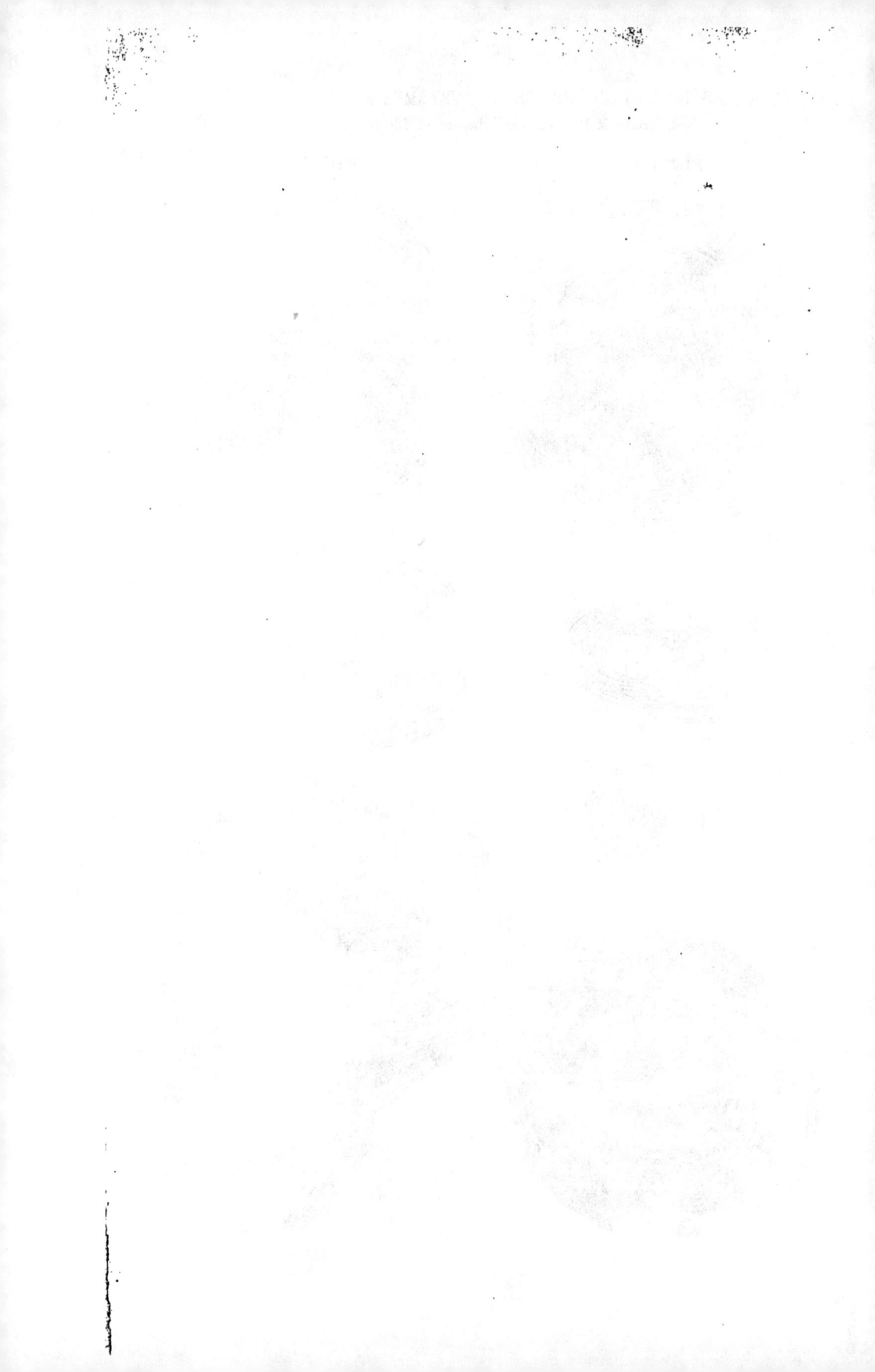

LIBRAIRIE GERMER BAILLIÈRE

BOTKIN. **Des maladies du cœur**. Leçons de clinique médicale faites à l'université de Saint-Pétersbourg. 1870, in-8. . . . .   3 fr. 50

CORNIL ET RANVIER. **Manuel d'histologie pathologique** (*Anatomie pathologique générale*). 1869, 1 vol. in-18, avec 169 figures dans le texte. . . . .   4 fr. 50

CORNIL. **Des différentes espèces de néphrites**. 1869, in-8.   3 fr. 50

DAMASCHINO. **Des différentes formes de la pneumonie aiguë chez les enfants**. 1867, in-8 de 154 pages. . . . .   5 fr. 50

DURAND-FARDEL. **Traité pratique des maladies chroniques** 1868, 2 vol. gr. in-8. . . . .   20 fr.

GINTRAC (E.). **Cours théorique et clinique de pathologie interne et de thérapie médicale**. 1853-1859, 9 vol. gr. in-8. . . .   65 fr.
> Les tomes IV et V se vendent séparément. . . . .   14 fr.
> Les tomes VI et VII (*Maladies du système nerveux*) se vendent séparément. . . . .   14 fr.
> Les tomes XIII et IX (*Maladies du système nerveux* (suite) se vendent séparément. . . . .   14 fr.

HÉRARD et CORNIL. **De la phthisie pulmonaire**, étude anatomo-pathologique et clinique. 1867, 1 vol. in-8, avec fig. dans le texte et planches coloriées. . . . .   10 fr.

LONGET. **Traité de physiologie**. 3ᵉ édition, 1869.
> Tome I. 1 fort vol. gr. in-8. . . . .   12 fr.
> Tome II. 1 fort vol. gr. in-8 avec fig. . . . .   12 fr.
> Tome III et dernier. 1 vol. gr. in 8. . . . .   12 fr.

MAREY. **Du mouvement dans les fonctions de la vie**. 1868, 1 vol. in-8, avec 200 figures dans le texte. . . . .   12 fr.

ONIMUS et LEGROS. **Traité d'électricité médicale**. 1 fort vol. in-8, avec de nombreuses figures intercalées dans le texte. (*Sous presse.*)

SOELBERG-WEELS. **Traité pratique des maladies des yeux**. 1 fort vol. gr. in-8, avec fig. et pl. coloriées. Traduit de l'anglais. (*Sous presse.*)

VIRCHOW. **Pathologie des tumeurs**, cours professé à l'université de Berlin, traduit de l'allemand par le docteur Aronssohn.

> Tome I, 1867, 1 vol. in-8 avec 106 figures intercalées dans le texte.   12 fr.
> Tome II, 1869, 1 vol. in-8 avec 80 fig. dans le texte. . . . . .   12 fr.
> Tome III, 1871, 1 vol. in-8 avec 60 fig. dans le texte. . . . . .   12 fr.

VULPIAN. **Leçons de physiologie générale et comparée du système nerveux**, faites au Muséum d'histoire naturelle, recueillies et rédigées par M. Ernest Brémond, 1866, 1 fort vol in-8. . . . . .   10 fr.

---

239 — Paris. — Imprimerie CUSSET et Cᵉ, 26, rue Racine.